C.H.BECK WISSEN

in der Beck'schen Reihe

2027



BsR

Das Erforschen des Zusammenspiels von Körper und Seele, von Psyche und Soma, und seiner möglichen Störungen wurde bereits in der Antike betrieben und ist heute zum unentbehrlichen Bestandteil der modernen Medizin geworden. Die heutige Psychosomatische Medizin, die sogenannte „Sprechende Medizin“, bietet nicht nur ein umfassendes theoretisches Konzept, das die Wechselwirkungen angeborener und erworbener Faktoren, psychologischer Einflüsse und sozialer Belastungen bei der Entstehung, beim Verlauf und bei der Bewältigung aller Arten körperlicher Krankheiten angemessen verstehen läßt, sondern darüber hinaus eine Fülle erfolgreicher Behandlungsansätze. Das Buch stellt dieses Konzept vor und erläutert die daraus resultierenden Therapieschritte für eine Vielzahl von Krankheiten im Kindes-, Jugend- und Erwachsenenalter.

Prof. Dr. med. *Michael Wirsching* ist Lehrstuhlinhaber für Psychotherapie und Psychosomatik an der Universität Freiburg. Er leitet darüber hinaus die Abteilung Psychosomatische und Psychotherapeutische Medizin der Universitätsklinik für Psychiatrie und Psychosomatik Freiburg.

Michael Wirsching

# PSYCHOSOMATISCHE MEDIZIN

Konzepte – Krankheitsbilder – Therapien

Verlag C. H. Beck

Die Deutsche Bibliothek – CIP-Einheitsaufnahme

*Wirsching, Michael:*
Psychosomatische Medizin: Konzepte – Krankheitsbilder – Therapien / Michael Wirsching. – Orig.-Ausg. – München: Beck, 1996
(Beck'sche Reihe; 2027: C. H. Beck Wissen)
ISBN 3 406 40327 1
NE: GT

Originalausgabe
ISBN 3 406 40327 1

Umschlagentwurf von Uwe Göbel, München

Gesamtherstellung: C. H. Beck'sche Buchdruckerei, Nördlingen
Gedruckt auf säurefreiem, alterungsbeständigem Papier
(hergestellt aus chlorfrei gebleichtem Zellstoff)
Printed in Germany

# Inhalt

# I. Vorbemerkung – Was ist Psychosomatische Medizin?

Die wachsende Popularität psychosomatischen Denkens dieser Tage geht mit Unschärfen und Ungenauigkeiten einher, welche die Orientierung erschweren: Viele Menschen denken psychosomatisch, benutzen psychosomatische Begriffe, und viele haben Vorstellungen von einer psychosomatischen Behandlung. Eine Einführung kann zwar keinen vollständigen Überblick geben, doch kann sie die Grundbegriffe, Grundannahmen und grundlegenden Methoden veranschaulichen.

Bei einer ersten historischen Annäherung erkennen wir eine uralte Geschichte: Die westliche Medizin ist seit ihrer ersten umfassenden Darstellung im corpus hippocraticum (5. bis 3. Jahrhundert vor Christus) durchgehend somatisch, biologisch und reduktionistisch angelegt. Seit der Beschäftigung mit den Körpersäften in der Antike (Galens Humoralpathologie) bis zu dem heutigen Wissen über Zellstrukturen und molekulare Prozesse wurde ein langer Weg zurückgelegt. Geblieben ist jedoch das materialistische Grundkonzept.

Die westliche Medizin hat sich aber auch seit ihren Ursprüngen im antiken Griechenland einen Unterstrom nichtmaterialistischer Konzepte bewahrt. Seit Anbeginn wurden seelische Einflüsse als Krankheitsursachen anerkannt. Diese blieben jedoch immer zweitrangig gegenüber den körperlichen Ursachen. Im Ringen von Somatikern, psychologisch Orientierten und Holisten haben bis heute die Erstgenannten stets die Oberhand behalten. Niemals wurde das biologische Krankheitsverständnis ganz verdrängt, wie andererseits das psychosomatische Denken nie ganz verschwunden ist. Drei Krankheitsgruppen wurden seit altersher als überwiegend psychisch verursacht angesehen: Als erstes Störungen mit psychischen Symptombildungen, die wir heute als Psychosen oder Neurosen bezeichnen. Immer und zu allen Zeiten wurde auch von den härtesten Organikern eingestanden, daß diesen Kranken mit einem rein biologischen Krankheitsbegriff nicht angemessen begegnet werden kann. Daran hat auch die Entwicklung der Psychopharmaka nichts geändert. Ähnlich verhält es sich mit der zweiten Gruppe der Körperbeschwerden ohne organischen Befund. In unserer heutigen Terminologie sprechen wir in diesem Fall von somatoformen oder funktionellen Störungen, die weit verbreitet sind. Die ersten Erfolge der Psychotherapie wurden gerade bei diesen Leiden erzielt: Vor 150 Jahren behandelte Charcot in Paris die Opfer der ersten Eisenbahnunglücke, die als Schockfolge (heute sprechen wir von posttraumatischen Streßerkrankungen) quälende Körpersymptome entwickelt hatten, erfolgreich mit der Hypnose. Auch die ersten, in Weiterentwicklung der Hypnose von den Wiener Ärzten Josef Breuer und Sigmund Freud psychoanalytisch Behandelten litten, wie die Studien über die Hysterie (1895) zeigen, unter funktionellen, nicht organisch bedingten Körperbeschwerden.

Am umstrittensten ist und bleibt bis heute der dritte Bereich: Ob nämlich psychische Faktoren die Entstehung und den Verlauf körperlicher Krankheiten beeinflussen können, und nur dies nennen wir heute psychosomatisch. Damit hat unser Begriff der Psychosomatik eine erste Eingrenzung erfahren. Weitere werden folgen.

Ich werde im folgenden zunächst unser heutiges Wissen um die psychosomatischen Zusammenhänge bei der Entstehung, beim Verlauf und bei der Bewältigung aller Arten körperlicher Krankheiten skizzieren. Daran schließt eine kurze Übersicht der heute verfügbaren psychosomatischen Behandlungsmethoden an. Dabei werden vor allem psychoanalytische, verhaltenstherapeutische und familientherapeutische Ansätze berücksichtigt. Sodann werden wir diese Grundannahmen auf die wichtigsten und häufigsten Krankheitsbilder anwenden. Was wissen wir über die psychosomatischen Einflüsse bei Herz-Kreislauf-Krankheiten, beim Krebs, bei Magenleiden, Rheuma und Allergien, und welche Behandlungsmöglichkeiten ergeben sich daraus? Am Schluß werden die praktischen Möglichkeiten psychosomatischen Denkens und Handelns in einem zusammenfassenden Kapitel dargestellt.

# II. Die Entstehung psychosomatischer Krankheiten

Psychosomatisch nannten wir diejenigen körperlichen Krankheitsfälle, bei denen das Psychosoziale entscheidendes Gewicht hat. Nun sollen diese Einflüsse genauer dargestellt werden.

## 1. Gesund bleiben oder krank werden – Salutogenese und Pathogenese sind keine Gegensätze

Jener rätselhafte Sprung vom Seelischen ins Körperliche fasziniert die meisten Menschen. Hieran knüpft sich die Hoffnung, durch eine gesunde Lebensführung vor Krankheiten verschont zu bleiben oder im Krankheitsfall schnell wieder gesund zu werden, dem chronischen Krankheitsverlauf zu entgehen und möglichst folgenlos wiederhergestellt, d. h. rehabilitiert zu werden.

Dieser Hoffnung liegt die Annahme zugrunde, daß der Erhalt und die Wiederherstellung der Gesundheit ein eigener Prozeß mit ganz eigenen Qualitäten ist. Diese Annahme ist zeitgemäß, weil die Mehrzahl der angeborenen oder erworbenen Krankheitsrisiken kaum beeinflußbar ist. Weder sind wir willens noch in der Lage, die menschliche Erbanlage weitreichend zu manipulieren, noch können wir langsam (oft über Jahrzehnte) wirkenden Viren durch einfache hygienische Maßnahmen entgehen. Auch die sozialen Krankheitsursachen liegen weitgehend jenseits der Einflußmöglichkeiten des einzelnen Menschen: die weltweit vorherrschende Krankheitsursache Armut ebenso wie die Zugehörigkeit zu einer bestimmten sozialen Schicht (in fast allen Ländern mit der Lebenserwartung verknüpft). Es wird deshalb angestrebt, dem Menschen zu einem im Rahmen der bestehenden Verhältnisse bestmöglichen Leben, zu einem aktiven, entwicklungsförderlichen Gesundheitsverhalten zu verhelfen.

Der israelische Medizinsoziologe Aron Antonowsky (1987) machte bei seiner Arbeit mit jüdischen Holocaust-Überlebenden die Beobachtung, daß dem gleichen, grauenvollen Schicksal auf sehr unterschiedliche Weise begegnet wurde und daß die Folgen der langjährigen vollständigen Auslieferung an einen nicht zu beherrschenden totalen und grauenhaften Terror sehr unterschiedlich waren. Menschen, die überlebten, verfügten über einige besonders günstige Eigenschaften: Sie schienen emotional, durch ihr Verhalten und durch ihre Beziehungen zu anderen Menschen einen größeren Schutz erfahren zu haben, der ihnen auch bei der anschließenden Bewältigung ihres Schicksals zugute kam. Antonowsky führte den Begriff der Salutogenese, der Gesundheitsentwicklung, ein, um einen eigenständigen, von der Pathogenese, der Krankheitsentwicklung, unabhängigen Prozeß zu beschreiben, der die allgemeine Krankheitsanfälligkeit (Vulnerabilität) mindert, mithin schützend (protektiv) wirkt. Dieses Konzept der Salutogenese ist inzwischen vielfach empirisch überprüft und in seinen ursprünglichen, sehr dezidierten Aussagen wieder in Frage gestellt worden. Wir verwenden es im folgenden heuristisch und werden sehen, daß Salutogenese, Pathogenese und die Folgen für den Menschen nicht immer unterscheidbar sind.

## 2. Ursachen und Folgen – Psychogenese oder Coping

Günter S. ist Patient einer kardiologischen Universitätsklinik. Mit 32 Lebensjahren hat er bereits dreimal einen Herzinfarkt erlitten. Diesmal war es besonders kritisch. Der normale Herzrhythmus ließ sich nicht mehr herstellen, ein Herzstillstand war zu befürchten. Er schwebte in höchster Lebensgefahr. Zu seiner Rettung gab es einen neuartigen Herzschrittmacher, der im Notfall durch einen Stromstoß das Herz „wieder zur Raison bringen" sollte (Implantierter cardioverter Defibrillator – ICD) und der ihn den Rest seines Lebens begleiten sollte. Alles war gutgegangen, in zwei Tagen stand die Entlassung an. Da erschien sein Stationsarzt, zu dem er ein herzliches und vertrauensvolles Verhältnis entwickelt hatte, mit einem merkwürdigen Begleiter, dem Konsiliararzt der

Psychosomatischen Abteilung. Nach kurzer Vorstellung und Erklärung – Günter S. hörte das erste Mal von dieser Einrichtung, selbst das Wort Psychosomatik war ihm nicht geläufig („ist das so etwas Ähnliches wie Psychiatrie?“) – trug dieser Arzt sein Anliegen vor. Ein Freiwilliger werde gesucht für die morgige Vorlesung. Jemand, der eine schwere Krankheit überstanden hatte und nun bereit sei, mit den Medizinstudenten über seine Erfahrungen zu sprechen. Wie es ihm ergangen sei, wer oder was geholfen habe, wie es weitergehen werde. Die Studenten sollten den ganzen Menschen in seiner Krankheit kennenlernen.

Günter S. zögert, erst als ihn der Stationsarzt ermutigt, „Sie täten uns wirklich einen großen Gefallen“, und versichert, daß er selbst auch anwesend sein werde, willigt er widerstrebend ein. Was könne er schon berichten, bei ihm sei doch alles normal, mit Psychologie habe er nicht viel am Hut, vom Reden werde er nicht mehr gesund, eigentlich mag er an die ganze Sache nicht mehr denken, aber gut – wenn er jemandem einen Gefallen tun könne, schließlich habe man ihm hier auch geholfen. Am nächsten Tag kommt alles ganz anders. Der Stationsarzt ist durch einen Notfall verhindert, die ihm als Anfängerin nicht ganz geheure Ärztin im Praktikum muß Günter S. begleiten. Der kleine Hörsaal ist zum Bersten gefüllt. Es ist Semesteranfang. Die Luft ist zum Schneiden, die Spannung fast körperlich spürbar. Ein Bienenkorb. Der Professor und der ihm nach wie vor etwas befremdliche Konsiliararzt begrüßen Günter S. fast überschwenglich, als hätten sie ein schlechtes Gewissen. Fast eine dreiviertel Stunde dauert die weitschweifige Einführung. Günter S. versteht kein Wort, vor Aufregung, wegen der vielen Fremdwörter und überhaupt. Am liebsten hätte er sich klammheimlich verdrückt, aber er hat es ja versprochen. Dann kommt er an die Reihe. Es werden noch zwei Studenten gesucht, die mit nach vorn auf das Podest kommen. Das Mikrofon dröhnt.

Weshalb er in die Klinik gekommen sei. Knapp und klar berichtet er die Fakten: Dritter Herzinfarkt, drohendes Herzflimmern, Defibrillation, da kennt er sich aus. Dann: „Wie ist es Ihnen gegangen, wie war Ihnen zumute in dieser schweren Zeit?" „Wie schon, ganz normal. Kopf hoch" habe er sich gesagt, „nicht hängen lassen und 'rumjammern, nicht grübeln, nicht zu weit in die Zukunft schauen, Schritt für Schritt, eines nach dem andern". „Wie wird's weitergehn?" „Erstmal zur Kur, dann aufs Arbeitsamt, wegen Umschulung." Als Fernfahrer dürfe er nicht mehr arbeiten, überhaupt nicht mehr Auto fahren, wegen des Herzens. „Ist das schlimm?" Ja, schon, weil er sehr gern fährt, das sei wirklich ein Schlag. Aber da könne man nichts machen, mal sehen, was kommt.

Wie war's früher, beim ersten Infarkt? Das erste Mal war gar nichts, er war erst 21, und alle Ärzte sagten, das wird wieder gut. Der zweite, vor sechs Jahren, war schlimm, damit hatte er nicht mehr gerechnet. Das fiel auch in eine blöde Zeit, die Freundin, mit der er lange zusammen war, hatte sich von ihm getrennt, war zu seinem Freund gezogen. Danach wurde er Fernfahrer, war viel unterwegs, tage- und wochenlang, in ganz Europa. Das hätte abgelenkt. Er traf die beiden nicht mehr so oft im Heimatort. Andererseits war es stressig, der Druck vom Chef, die Konkurrenz, immer auf dem Bock, viel geraucht, viel und fett gegessen, alles Gift für ihn, aber er kann's nicht ändern. Jetzt habe er dafür die Quittung bekommen, das sagt ihm jeder. Eine neue Partnerschaft war auch nicht drin. Zuviel unterwegs. Im Gegenteil, die alten Freundschaften zerbrachen, weil er ja nie dabei war und weil er sonst seiner Exfreundin und ihrem Lover begegnet wäre. Er war enttäuscht über seine Kumpels, daß die nicht zu ihm hielten. – Günter S. kommt ins Reden, hat die Zuhörer fast vergessen (es ist sehr still geworden im Hörsaal). Dann bemerkt er es, bricht abrupt ab. – „Aber das ist alles heute nicht mehr wichtig." Neue Frage: Die Familie? Ganz normal, dort sei er jetzt mehr als früher. Bei den Eltern und den jüngeren Geschwistern, sie seien alle sehr häuslich und hielten zusammen. Über die Krankheit wird nicht gesprochen, das sei ihm auch am liebsten. Sie unterstützen ihn und helfen ihm. War das immer so? Naja, es gab auch andere Zeiten, darüber möchte er nicht reden (das hat man ihm vorher ausdrücklich zugestanden, daß er entscheidet, welche Fragen er beantworten will). Nach 20 Minuten scheint dem Professor nichts mehr einzufallen, es entsteht eine längere Pause. Günter S. wird es sehr unbehaglich. Er schwitzt. Haben die Studenten noch Fragen? Was er früher gearbeitet hat? Fließband. Wieviel Zigaretten? Ein Päckle. Wie alt seine Geschwister sind, ob die Eltern gesund sind, oder ob sonst jemand in der Familie was am Herzen hat? Nein, alle gesund. Wie hoch sein Cholesterin ist? Erhöht, glaubt er. Alles einfach zu beantworten. Dann: Wo die Krankheit herkommt? Er stolpert, irgendwas im Blut sei gefunden worden, das müsse aber noch erforscht werden, Genaueres wisse er nicht. Dann ein besonders eifriger Student: Er käme ihm so bedrückt vor, kann das sein? Einige kichern. Günter S. grinst verlegen. Der Professor kommt ihm zu Hilfe: »Ich glaube, wir haben einen Eindruck gewonnen.“ Die Ärztin im Praktikum zieht mit ihm los, der Konsiliararzt raunt ihm zu: „Ich komme morgen nochmal vorbei, wie dies alles Ihnen bekommen ist.“ „Morgen werde ich aber entlassen.“ Die Studenten klopfen, als er den Hörsaal verläßt. Er denkt: Einmal und nie wieder.

Der Leser mag wie die meisten der Zuhörer empfinden: Beklommenheit, Peinlichkeit, was soll das Ganze. Schnell spaltet sich das Auditorium in zwei Lager, die einen ergreifen Partei für den Patienten: alles normal, liegt an der künstlichen Situation im Hörsaal, wie würden Sie an seiner Stelle reagieren? Der Infarkt kommt vom Rauchen und von einer angeborenen Fettstoffwechselstörung. Die zweite, etwas kleinere Partei – nennen wir sie die Psychofraktion – sieht in Günter S. einen depressiven, verleugnenden Infarkt-Typ, der dringend therapiebedürftig sei.

Nachdem die Diskussion einige Zeit in die eine oder andere Richtung wogte, kam, wie zu erwarten, eine dritte Interpretation zum Vorschein, die beiden Lagern gerecht zu werden versuchte: Das von Günter S. in der belastenden Hörsaalsituation gezeigte Verhalten wurde als naheliegende, alltägliche psychologische Abwehr von Peinlichkeit, Scham und Angst verstanden. Der Patient bemüht sich, sich der unangenehmen Konfrontation mit einer lebensbedrohenden Krankheit zu entziehen, indem er sich zusammenreißt, Gefühle unterdrückt, vernünftig bleibt, rationalisiert, sich am Konkreten ausrichtet. Er versuche, etwaigen zusätzlich belastenden Konflikten auszuweichen, suche Harmonisierung. Er sei bemüht, sich mit denen, die ihm lebenswichtig sind, z. B. dem Stationsarzt, auf eine anpassungsbereite Weise gut zu stellen. Allen war klar, daß die Hörsaalsituation auch anders verarbeitet werden konnte, daß aber das von Günter S. gezeigte Verhalten zu seiner Lebenssituation paßte. Die meisten glaubten sogar, es sei nicht hier und heute in dieser Situation „erfunden" worden, sondern er sei schon immer der Typ gewesen, der seine Gefühle eher beherrscht, mit beiden Beinen auf dem Boden steht und nicht zuviel problematisieren will.

Dieser Sicht konnte sich die biomedizinische Fraktion gut anschließen, aber auch der Psycho-Flügel bekam Auftrieb und spekulierte, Günter S. hätte in den Jahren seiner Krankheit mit rationalisierender Konfliktvermeidung und seiner Haftung am Konkreten, am Status quo, sein inneres Gleichgewicht verteidigt, und dies wäre eine Möglichkeit, Belastungen, wie einem erneuten Re-Infarkt und einer eingreifenden, ungewissen Behandlung zu begegnen. Zugleich, so der zweite Teil der Spekulation, würde jedoch auf diese Weise mittelfristig die Bewältigung der Krankheit behindert. Genau dann, wenn die Gefühle, etwa die Angst, am stärksten sind, muß die belastende Situation unterdrückt, allein und ohne Beistand durchgestanden werden. Genau dann, wenn viele neue Lebensentscheidungen – Beruf, Alltagsgestaltung, Partner und Freunde – aufgezwungen werden, wird jegliche Veränderung zugunsten der Orientierung am Status quo vermieden, und gerade, wo die Beziehungen zu anderen Menschen so wichtig und problematisch werden – wieviel Hilfe verlangen oder annehmen, Zweifel an ärztlicher Kompetenz und an der Tragfähigkeit alter Freundschaften, – erfolgt ein Rückzug in stereotype Anpassung und damit Distanzierung. Einige verstiegen sich sogar zu der Vermutung, das gezeigte Bewältigungs- und Abwehrmuster von Günter S. sei nicht nur situationsunabhängig und unabhängig von der Krankheit zu sehen, sondern stelle bereits eine lange angelegte, in der Familienentwicklung verankerte psychische Struktur dar. Diese Abwehr sei allerdings weniger Schild als Panzer, der schützt und behindert, mit der Folge, daß allfällige Lebensentwicklungen, z.B. die Trennung vom Elternhaus, behindert werden. Unvermeidbaren Belastungen, z. B. die Trennung von der Freundin, der drohende Verlust des Arbeitsplatzes, könne dann nicht mehr begegnet werden. Die Vertreter dieser Anschauung belegten ihre Spekulationen mit Hinweisen auf die verschwiegenen Anteile der Familiengeschichte und auf die als eng gebundene, harmonisierend und rigide bezeichnete Familie des Patienten. Der Problemlösungsversuch als solcher sei längst zum eigentlichen Problem geworden. Was kurzfristig hilft, wird mittelfristig zur neuen krankheitsfördernden Belastung. Alle waren sich einig, daß, so verstanden, die Krankheitsentstehung (Pathogenese) und die Krankheitsbewältigung (Coping) zwei Seiten der gleichen Medaille seien. Was Krankheit fördert, wird zum untauglichen Bewältigungsmittel, und die mißlungene Bewältigung wird zur Quelle neuer Belastungen, die wieder auf neue untaugliche und riskante Bewältigungsmodi zurückgreifen läßt. Es entwickelt sich ein Circulus vitiosus, dem zu entrinnen schwerfällt. Alle waren sich einig, daß, um solch weitgespannte Hypothesen zu verifizieren, eine sehr gute Kenntnis des Patienten selbst, seines Umfeldes (z.B. der Familie) und seiner früheren Lebensgeschichte nötig wäre.

## 3. Die Wirkung der frühen Erfahrung – Psychodynamik

Die Geschichte hilft, die Gegenwart zu verstehen und den Weg in die Zukunft zu bestimmen. Wir erinnern uns für die Zukunft. Dies gilt auch für die individuelle Lebensgeschichte, eingewoben in eine längere Familiengeschichte. Mit dem ersten Lebenstag beginnt eine andauernde Auseinandersetzung mit der psychischen, sozialen und biologisch-physikalischen Umwelt. Diese dauert bis zum letzten Lebenstag und setzt sich in einer längeren Familiengeschichte fort. Frühzeitig werden emotionale und soziale Ressourcen erschlossen, emotionale und soziale Hypotheken gesammelt, die durch die folgenden Entwicklungserfahrungen verstärkt, aufgebraucht oder aufgehoben werden können. Menschen können reifen oder abbauen.

Mit der Entdeckung Sigmund Freuds, daß auch dem Bewußtsein verborgene, nicht durch bloßes Nachdenken, Erinnern, Befragen hervorzulockende Erfahrungen eine Wirkung auf das Erleben und Verhalten des Menschen haben können – wir reden vom *dynamischen Unbewußten,* – wurde der Psychologie eine neue Dimension erschlossen. Wir sprechen heute von Psychodynamik oder Tiefenpsychologie. Besonders folgenreich sind unbewußte Konflikte, wie sie sich aus der Unvereinbarkeit widerstrebender, gleichwohl mächtiger Wünsche ergeben, z.B. kindliche Geborgenheit versus erwachsene Autonomie. Die psychischen Symptombildungen sind bei solch psychodynamischer Befrachtung unbewußte Versuche der Konfliktlösung, der Kompromißbildungen: »Ich könnte ja, wenn ich nicht krank wäre, aber so bin ich gezwungen, zu verharren." Die psychodynamische Interpretation psychosomatischer Symptombildungen (also organschädigender körperlicher Krankheiten) ist schwierig. Dies mag Sigmund Freud zu seiner bekannten, in einem Brief an Victor von Weizsäcker geäußerten Skepsis gebracht haben: „... daß wir den Sprung vom Seelischen ins Körperliche doch nie mitmachen können" (Zit. von Rad und Zepf, 1990).

So ist auch die psychoanalytische Psychosomatik recht begrenzt geblieben. Zwei Hauptentwicklungsstränge sind bis heute wichtig: 1. Die von Franz Alexander (1950) in der sogenannten Chicagoer Schule erarbeiteten spezifischen Konfliktkonstellationen, die über psychophysiologische Mechanismen in bestimmte Krankheiten münden, werden bis heute beachtet. Kaum ein Arzt, der bei Magengeschwür, Asthma oder Hautekzem nicht unwillkürlich an eine psychosomatische Entstehung dächte und der nicht Bilder vom alles in sich reinfressenden Ulcustyp, nach Luft saugenden Asthmatiker oder von der allergischen empfindlichen Haut parat hielte. Später kamen der Herzinfarkt und der Bluthochdruck hinzu sowie manche Krebsleiden, außerdem eine Vielzahl anderer, eigentlich das ganze Lehrbuch der Inneren Medizin füllender Störungen (v. Uexküll, 1996).

Der andere, zweite Entwicklungsstrang wurde vom Internisten Max Schur, der Sigmund Freud bis zu seinem späten, qualvollen Krebstod betreute, eröffnet. Mit dem Konzept der sogenannten Desomatisierung und Resomatisierung wurde ein grundlegender unspezifischer Mechanismus beschrieben, der für alle Arten körperlicher Krankheiten anfällig machen soll.

In den 70er Jahren wurden die beiden scheinbar unterschiedlichen Konzepte von Peter Sifneos und John Nemiah an der Harvard-Universität im Konzept der Alexithymie (Unfähigkeit, Gefühle hinreichend wahrzunehmen und zu beschreiben) und fast zeitgleich von einer Gruppe Pariser Psychosomatiker (Marty und de M'Uzan, 1963) mit dem Begriff der Pensée opératoire (operationales Denken) zusammengefaßt, als „einen Mechanismus ohne symbolische Aussagekraft und ohne definitive Verbindung mit der Lebensgeschichte des Patienten." Dieses Phänomen ist weit verbreitet. Wir alle erkranken zuweilen psychosomatisch, wenn unsere Abwehrmöglichkeiten, vor allem der Verdrängung, beeinträchtigt oder überfordert sind und wir in einer von Alexander Mitscherlich (1966) beschriebenen zweiten Abwehrphase körperlich erkranken.

Dies kann im Prinzip bei allen Arten körperlicher Krankheiten der Fall sein. Vom Schnupfen bis zum Krebs können psychosomatische Faktoren im Einzelfall beteiligt sein, müssen es aber nicht! Nicht jedes Asthma oder Magengeschwür ist eine psychosomatische Krankheit, aber nicht jeder Herzinfarkt, nicht jede Krebserkrankung ist „rein" körperlich bedingt.

Es scheint allerdings Menschen zu geben, die bei seelischen Belastungen regelmäßig mit psychosomatischen statt neurotischen Symptomen reagieren. Daher stellt sich die Frage: Gibt es eine eigene psychosomatische Persönlichkeitsstruktur? Für diese Annahme sprechen sich die erwähnten Pariser Autoren aus; sie postulieren eine psychische Struktur, welche der neurotischen total entgegengesetzt ist. Dies sind Ich-Störungen, die mit einer eingeschränkten Symbolisierungsfähigkeit einhergehen. Während in der Psychose das Ich von der imaginären Welt überwältigt wird, fehlt in der Psychosomatose dem Ich gerade der Zugang zu seinen Phantasien. Joyce McDougall (1974) spricht hier von sogenannten „negativen Halluzinationen".

Einigkeit besteht also darin, daß psychosomatisch Kranke Menschen sind, die ein hohes Risiko tragen, in Lebenskrisen, bzw. unter Lebensbelastungen körperlich zu erkranken. Einigkeit besteht auch darin, daß eine psychosomatische Persönlichkeitsstruktur auf der Grundlage früh einsetzender und lang anhaltender Beeinträchtigungen der Lebensentwicklung entsteht. Bedeutsam sind vor allem Störungen der Trennungs- und Verselbständigungsprozesse (der Individuation) in der Kindheit und Adoleszenz. Was fehlt, ist die Entwicklung eines von Michael Balint (1952) sogenannten Urvertrauens. Es entsteht eine Grundstörung, wie sie in den 70er Jahren in den Narzißmus-Konzepten Heinz Kohuts (1974) und Otto Kernbergs (1984) theoretisch und klinisch weiter erforscht wurde.

Wie können wir uns solche Grundstörungen psychosomatisch Kranker vorstellen? Was diesen Menschen offenbar schwerfällt, ist die Entwicklung stabiler innerer Bilder wichtiger anderer Menschen, etwa der Eltern, die ein inneres Bezugssystem, Lebensleitlinien geben. Die Erfahrung eines abrupten, unvorhersagbaren und andauernden Wechsels großer menschlicher Nähe und des Abbruchs solch naher Beziehungen bestimmt im weiteren Lebensverlauf die Beziehungen zur Umwelt. Diese Menschen sind in der Folge stark angewiesen auf die wirkliche Verfügbarkeit wichtiger anderer Menschen; diese werden zu Schlüsselfiguren, und deren tatsächlicher oder nur phantasierter Verlust, z.B. eine Beziehungskrise, hat verheerende Folgen, die von dem Internisten George Engel (1962) eindrucksvoll beschrieben wurden. Der Betreffende fühlt sich aufgegeben und verlassen und gibt sich selbst auf. Der Zustand geht mit kaum erträglichen Gefühlen der Hilflosigkeit und Hoffnungslosigkeit einher. Diese sollen über bestimmte psychobiologische Vorgänge, z.B. neuroendokrinoimmunologische Prozesse, zusammen mit anderen angeborenen und erworbenen Risikofaktoren einen Krankheitsausbruch begünstigen oder einer bestehenden Krankheit einen besonders ungünstigen Verlauf geben. Hilflosigkeit und Hoffnungslosigkeit sind keine notwendigen oder hinreichenden, aber begünstigende Bedingungen für die Entwicklung einer körperlichen Krankheit.

Solche Art seelischer Beeinträchtigung hat Folgen für den zwischenmenschlichen Umgang der Menschen; ein Schwanken zwischen Anklammerung und leeren, abweisenden Beziehungen. Dieses Phänomen ist allen, die mit psychosomatisch Kranken in privaten und vor allem auch therapeutischen Kontakt kommen, vertraut. Seit den 40er Jahren sind die Schwierigkeiten im Kontakt mit psychosomatisch Kranken immer wieder, wenn auch mit unterschiedlichen Begriffen, beschrieben worden. Die Harvard-Psychosomatiker John Nemiah und Peter Sifneos (1970) prägten den populär gewordenen Begriff der *Alexithymie,* also der Unfähigkeit, Gefühle zu äußern. Gemeint war aber immer das gleiche: daß psychosomatisch Kranke in belastenden Situationen, und dazu gehört auch das erste Gespräch mit einem Psychologen, Schwierigkeiten haben, ihre Gefühle und Wünsche in Worte zu kleiden, sie haften am Konkreten (z.B. in der Schilderung vieler unwesentlicher Rahmendetails) und erscheinen phantasiearm und sozial stark angepaßt.

Heute wissen wir, daß diese Phänomene verstehbare, für das psychische Überleben der Betroffenen notwendige Abwehrformen der Rationalisierung, Verleugnung, Verneinung und projektiven Identifikation sind: verstärkt durch die belastende Wirkung lebensbedrohender Erkrankungen, versuchen diese Menschen, „vernünftig“ zu bleiben, sie wollen das Schlimme nicht wahrhaben und suchen durch eine Anpassung an die tatsächlichen oder vermeintlichen Erwartungen des Gegenübers Entlastung zu gewinnen. Wie brüchig eine solche zum Panzer gewordene psychische Struktur ist, können alle erfahren, die mit diesen Menschen in engen Kontakt treten, in der Familie, bei der Arbeit oder als Ärzte. Der Wechsel der Verhaltensweisen kann abrupt, oft unvorhersagbar eintreten.

Kommt man ihnen zu nahe, bricht es aus ihnen heraus, um dann ebenso schnell wieder zurückgenommen zu werden. Die psychosomatische Krankheitsverursachung und Krankheitsbewältigung stehen in einem dialektischen Wechselverhältnis. Dies führt uns zum nächsten Abschnitt, in dem die kognitiven (erkenntnistheoretischen) und behavioralen (verhaltenstheoretischen) Konzepte psychosomatischer Krankheit dargestellt werden, in denen der Ausgangspunkt der Überlegungen gerade die Krankheitsverarbeitung ist. Wir werden sehen, daß es in der Psychosomatik einen Schnittpunkt der beiden häufig kontrovers behandelten Theorien *Psychoanalyse* und *Verhaltenstherapie* gibt.

## 4. Erlerntes Denken und Verhalten – Verhaltensmedizin

Erkrankt ein Mensch, so wird er mit komplexen Bewertungs- und Erklärungskonzepten konfrontiert. Teile davon sind kulturell und gesellschaftlich vorgegeben. Dies gilt u. a. für die Merkmale der sogenannten Patientenrolle: Befreiung von Anforderungen und die Verpflichtung, zur Genesung beizutragen. Eindrücklich sind auch die von der Medizinjournalistin Lynn Payer recherchierten Stereotype, die in verschiedenen Kulturen zur Erklärung unspezifischer Körperbeschwerden herangezogen werden: Infektionen in Nordamerika, Verdauungsstörungen in Großbritannien, Leberkrisen in Frankreich und niedriger Blutdruck in Deutschland. Vieles lernt der Patient auch im Umgang mit Ärzten und Pflegepersonen. Dazu kommt natürlich die individuelle und familiäre Erfahrung mit Krankheiten. Es entwickelt sich ein Deutungsschema über die Ursachen und Folgen, über Behandlungserwartungen und Vorstellungen, wie der Krankheit emotional und familiär zu begegnen sei.

Die in den 20er Jahren von dem russischen Physiologen und Psychologen Iwan Pawlow (1953) (dem bislang einzigen Psychologen, der mit einem Nobelpreis ausgezeichnet wurde) begründete und im angelsächsischen Behaviorismus der 50er Jahre ausgearbeitete kognitiv-behaviorale Theorie wird heute unter dem Begriff der Verhaltensmedizin zusammengefaßt (Miltner et al., 1986). Diese entwickelte auch gesundheitspsychologische Programme zur Vorbeugung, Therapie und Rehabilitation für alle Arten körperlicher Krankheiten. Die Verhaltensmedizin ist keinesfalls eine Alternative zur psychodynamisch orientierten Psychotherapie, sondern deren wertvolle Ergänzung. Sie gibt zusätzlichen Aufschluß darüber, welches Verhalten gesundheitsschädigend oder gesundheitsfördernd wirkt. Dazu kommt die Beschreibung der psychobiologischen Bindeglieder, welche Verhaltens- und Denkweisen durch Wirkungen auf das neurale, endokrine und immunologische System in Körperprozessen fortsetzen.

Bei der Überwindung von Krankheiten spielt in der Verhaltensmedizin die Befolgung der ärztlichen Maßnahmen eine wichtige Rolle (die sogenannte *Compliance*). Es ist bekannt, daß ein großer Teil der vom Arzt verschriebenen Medikamente, z.B. zur Hochdruckbehandlung, nicht eingenommen wird. Trotz dieses Faktums kommt es vielfach zu pharmakologisch nicht begründbaren Wirkungen (Placeboeffekt). Auf diese entfallen auch in sogenannten Doppelblindversuchen, bei denen Arzt und Patient nicht wissen, ob ein Medikament oder ein Scheinpräparat gegeben wird, in der Regel etwa 30% der pharmakologisch zu erwartenden Wirkkraft.

Die Überwindung der Krankheitsfolgen ist die dritte Aufgabe der Verhaltensmedizin. Es gibt kaum ein Rehabilitationsprogramm bei Krebs, koronarer Herzkrankheit, Rheuma oder anderen chronischen Krankheiten, das ohne gesundheitspsychologische Anteile auskäme. Psychoedukation (Aufklärung, Unterstützung, Schulung) und Übung von Bewältigungsstrategien, Unterstützung durch Selbsthilfegruppen und das Einbeziehen von Angehörigen sind die Hauptansätze.

## 5. Familiäre Belastungen und Ressourcen – Systemische Psychosomatik

Beziehungen zwischen den Menschen sind wichtig. Sie können Teil einer heilen und heilsamen Welt sein, oder sie können kränken und krank machen. Hier gilt vereinfacht: Wer hat, dem wird gegeben. Wer emotional und zwischenmenschlich verarmt ist, der lebt auch einsam. Die Familie begleitet uns in unserer Kultur lebenslang. Sie ist aber nicht das einzige Bezugssystem. Freundeskreise, Arbeitsbeziehungen, sonstige soziale Gruppen können für den einzelnen ebenso wichtig oder sogar noch wichtiger sein. Die Familie erweist sich in unserer Zeit und Kultur als sehr vielfältig, steht für die Vielfalt heutiger Lebensformen. Trotzdem: Bestimmte innere Bilder, Erinnerungen oder Phantasien über den Vater oder die Mutter hat jeder Mensch, und sie sind lebenswichtig. Wenn es gutgeht, kann die Familie einen Hintergrund und ein Fundament abgeben, auf dem der Mensch sich geschützt entwickeln kann. Wenn es schlecht geht, kann Familie zum Schreckensszenario werden; dann gibt es für den Betroffenen schwerlich ein unbeschädigtes Entrinnen. Seelische Grausamkeiten, sexueller Mißbrauch, körperliche Mißhandlung, sogar die meisten Morde geschehen zwischen den engsten Verwandten, in den eigenen vier Wänden.

Um so erstaunlicher ist, wie spät die Psychosomatik die Familie als natürliches Mittel der Entwicklung (Ressource) und als Konfliktfeld wahrgenommen und in ihre Behandlung einbezogen hat. Die Einsicht: „Patienten haben Familien" (Richardson, 1948), war das Motto eines vor dem Zweiten Weltkrieg begonnenen Langzeitbeobachtungsprojekts der New Yorker Cornell-Universität. Hier wurde die Beteiligung der Familie an der Entstehung, dem Verlauf und an der Bewältigung körperlicher Krankheiten untersucht. Wissenschaftliche Berater waren die für die Entwicklung der Familientherapie wichtigen Anthropologen Margret Mead und Gregory Bateson. Solch familienmedizinisches Denken und Handeln hat in den angelsächsischen Ländern (Kellner, 1963) und in den Niederlanden (Huygen, 1983) eine gute Tradition.

Der Familientherapeut John Weakland (1977) versuchte mit dem Kunstwort „Familysomatics", die Ergänzungsbedürftigkeit der klassischen Psychosomatik anzumahnen. Er war Mitglied des von Paul Watzlawick geprägten Mental Research Institute in Palo Alto, dessen früh verstorbener Leiter Don Jackson nach der Untersuchung psychosomatisch kranker Kinder und Jugendlicher zu dem Schluß kam, daß die Eingeschränktheit (Restrictedness) dieser Familien eine freie Entwicklung behindere und zu einer schweren emotionalen Belastung führe, die in Krisenzeiten (z. B. bei Ablösung der Jugendlichen) regelmäßig in Krankheiten einzelner oder mehrerer Familienmitglieder münde, die dann wiederum zu einer noch größeren Einengung beitrügen. An der Kinderklinik von Philadelphia entwickelte einige Jahre später Salvader Minuchin (1978) aufgrund von Erfahrungen mit jugendlichen Diabetikern das Konzept der psychosomatischen Familie, die durch Starre (Rigidity), Verfilzung (Enmeshment) und Konfliktvermeidung ein hohes Risiko entwickle, Krankheiten zu fördern, die Ausheilung einer Krankheit zu behindern (Chronifizierung) und durch eine untaugliche Krankheitsbewältigung in einen negativen Belastungszirkel zu geraten, aus dem allein schwerlich ein Entrinnen gelingt.

Durch die in den letzten Jahren durch große Übersichtsstudien belegte Einsicht (House et al., 1988), daß die Beziehungen zwischen Menschen wesentlich darüber entscheiden, ob diese krank werden oder gesund bleiben (das statistische Krankheitsrisiko durch Vereinsamung ist höher als zum Beispiel das des Zigarettenrauchens), und nachdem sich zeigte, daß eine familienorientierte Gesundheitsversorgung der Mehrzahl der Probleme unserer Medizin angemessener ist, als z.B. eine individualistische, rein biologisch-technische Versorgung, hat die familienmedizinische Perspektive einen ungeheuren Aufschwung erfahren.

## III. Die Behandlung psychosomatisch Kranker – Möglichkeiten und Grenzen der psychotherapeutischen Beeinflussung körperlicher Krankheiten

Die Behandlung psychosomatisch Kranker ist aufwendig und kompliziert. Der biopsychosoziale Ansatz leuchtet zwar jedem ein, doch stößt der einzelne Arzt schnell an die Grenzen seiner Möglichkeiten, wenn er versucht, einem Krebskranken wirklich umfassend biologisch, psychologisch und sozial vollständig gerecht zu werden. Die Zusammenarbeit verschiedener Spezialisten für physische, psychologische und soziale Probleme ist deshalb weit verbreitet, wirft jedoch wiederum zusätzliche Fragen auf. Ein Behandlungssystem, in dem integrative und spezialisierte Funktionen aufeinander abgestimmt sind, bei dem die Zusammenarbeit in einem von den Patienten und ihren Angehörigen mitgetragenen Behandlungsplan gelingt, ist ein seltener Idealzustand. Der medizinische Alltag ist dagegen vom Nebeneinander der zufälligen Addition einzelner, durchaus sehr qualifizierter Bruchstücke belastet.

Auch in diesem Kapitel werden wir diesem Dilemma nicht ganz entrinnen. Wir werden zunächst den Behandlungsalltag aufzeigen und dabei bereits die biomedizinische Seite mit ihren ganz eigenen Anforderungen unberücksichtigt lassen. Auf dem begrenzten psychosozialen Terrain werde ich die sehr problematischen Versuche skizzieren, die Grundannahmen der heutigen Behandlungsschulen Psychoanalyse, Verhaltens- und Familientherapie mit ihren bei der Neurosenbehandlung entwickelten Methoden auf das komplizierte Feld der Psychosomatik zu übertragen. Wie zu erwarten, reicht keiner dieser Ansätze allein aus, um der Breite der Probleme gerecht zu werden. Wir werden sehen, wie der heute verbreitete Versuch, durch Kombination verschiedener Psychotherapiemethoden zum Ziel zu kommen, scheitert, weil er auf einem falschen, pseudomedizinischen Denken beruht. Stattdessen schlage ich vor, dem in den heutigen Natur-, Geistes- und Sozialwissenschaften grundlegenden ökologischen und systemischen Denken auch und gerade in der Psychosomatischen Medizin zu folgen, um auf diese Weise zu einem für alle Beteiligten zufriedenstellenden, wirksamen und auch wirtschaftlich vertretbaren Vorgehen zu gelangen.

## 1. Psychoanalytische Behandlungsmöglichkeiten in der Psychosomatischen Medizin

Ohne ein psychoanalytisches Verständnis und ohne psychoanalytische Methodik ist jede psychosomatische Behandlung zum Scheitern verurteilt. Die ausschließlich psychoanalytische Behandlung psychosomatischer Krankheiten, insbesondere das sogenannte Standardverfahren (mehrmals wöchentlich im Liegen angewandt) gelingt nur in Ausnahmefällen. Oft ist sie nicht nur wirkungslos, sondern schädlich und birgt das hohe Risiko einer Verschlimmerung der Krankheit.

Allerdings: Bestimmte aus der Psychoanalyse hervorgegangene Behandlungsmethoden erzielen durchaus die Wirkung einer psychotherapeutischen Behandlung auch bei psychosomatisch Kranken und haben deshalb eine hohe Bedeutung. Die vielfach berichteten Mißerfolge psychotherapeutischer Behandlungen psychosomatisch Kranker beruhen oft auf der Vernachlässigung psychoanalytischer Grundlagen. Nach wie vor gilt Victor v. Weizsäckers (1949) verkündetes Verdikt: „Die Psychosomatische Medizin wird tiefenpsychologisch sein, oder sie wird nicht sein."

Wie begründet ist eine solche Aussage? Wir wissen aus vielen tausend Psychotherapiestudien (1994), daß zwei Wirkfaktoren (Grawe, 1994) besonders stark über das Gelingen einer Behandlung entscheiden: Die Qualität der therapeutischen Beziehung und die Realisierung veränderter Denk-, Empfindungs- und Verhaltensschemata. Eine verändernde Erfahrung ohne vertrauensvolle und hilfreiche Beziehung zum Therapeuten wirkt nur kurzfristig entlastend, wenn sie nicht von verändernden Einsichten begleitet wird.

Wir haben im vorangegangenen Kapitel aus tiefenpsychologischer, kognitiv-behavioraler und familiendynamischer Sicht beschrieben, in welcher Weise das Kommunikations- und Interaktionsverhalten psychosomatisch Kranker beeinträchtigt ist. Wir haben erfahren, daß so ein Scheitern an den unvermeidbaren Lebensentwicklungen in gewissem Sinne unabwendbar ist. Wir lernten, wie ein von immer neuen Schicksalsschlägen, von chronischen Krankheiten und Verlusten vorangetriebener, sich verengender Teufelskreis entsteht. Genau hier setzt die psychoanalytische Erkenntnis ein. Sie versteht psychopathologische Phänomene auch als Überlebensversuche angesichts phantasierter Hilflosigkeit und Hoffnungslosigkeit, die im weiteren Verlauf durch das Faktum, daß die eigenen Problemlösungsversuche immer mehr zum eigentlichen, entwicklungsbehindernden Problem werden, auf besonders grausame Weise ihre scheinbare Bestätigung erfahren: Jede neue Erkrankung, die das eigene Leben oder das Leben der nächsten Angehörigen in Frage stellt, jeder neue Schub einer chronischen Erkrankung, jeder vorzeitige Tod eines Familienmitglieds wird in diesem Erleben zu der Botschaft, „es hat keinen Sinn, versuche es nur nicht, es wird noch schlimmer, nicht mehr hinschauen, hinhören, fühlen, dann ist wenigstens der Augenblick erträglich". Dem psychoanalytisch Geschulten ist klar, daß sein Hinzutreten als zusätzliche Verunsicherung empfunden wird und das Grunddilemma des Patienten damit auf die Behandlungssituation übertragen wird.

Die Analyse der Übertragungen, der spezifischen Reaktionen des Therapeuten (der Gegenübertragungen) und der gegen die Behandlung errichteten Widerstände des Patienten eröffnet jedoch eine konstruktive, neue Entwicklungen ermöglichende Behandlungsperspektive. Dies klingt vielleicht zu einfach und ist doch so entscheidend und neu für den Patienten: verstanden zu werden in seiner Not, ohne zugleich wieder in Frage gestellt, zur Lebensumstellung und Lebensveränderung gedrängt zu werden. Aufklärung und Emanzipation des Patienten sind hierbei die Schlüsselbegriffe: Hilflosigkeit und Hoffnungslosigkeit zwar als wirklich erlebte, das Leben des

Erwachsenen aber keinesfalls zerstörende Phantasien zu erkennen. Dazu zählt auch, dem Patienten die Entscheidung zu überlassen ob, wann, in welchem Umfang und in welchem Tempo welche Lebensanteile überdacht oder gar geändert werden sollen, bzw. mit ihm darin übereinzustimmen, daß zwar anderes vorstellbar und wünschenswert, aber nicht realisierbar ist. Dies versetzt den scheinbar Ausweglosen wieder in die Position dessen, der aktiv und eigenverantwortlich sein eigenes Leben bestimmt.

Es ist eine Besonderheit der Psychoanalyse, daß, wenn die Grundeinsicht und die Grundhaltung „stimmen", die entsprechende Behandlungstechnik fast zwangsläufig daraus folgt. Manche, die sich für spezifische Psychotechniken interessieren, sind darüber enttäuscht; nicht zuletzt auch deshalb, weil das Erlernen der Methode, die angemessene Gestaltung der therapeutischen Beziehung, eben eine sehr persönliche Erfahrung einschließt, die in der Regel durch die Lehrtherapie, die Balintgruppe und eine vertrauensvolle Supervision des Therapeuten ermöglicht wird.

Hier liegt eine der Quellen für die bis heute immer wieder geradezu unversöhnlich erscheinende Gegnerschaft von Psychoanalytikern und Verhaltenstherapeuten. Wenn diese nicht durch sehr vordergründige und berufspolitische Interessen bestimmt ist, wie heute leider allzu oft üblich, beruht sie auf einem herzlichen, aber folgenschweren gegenseitigen Mißverständnis.

## 2. Verhaltenstherapie

Wir haben bereits gehört, wie die Entstehung, der Verlauf und die Bewältigung körperlicher Krankheiten durch erlernte Denk- und Verhaltensschemata gefördert oder behindert werden. Dies ist kein Widerspruch, sondern eine Ergänzung der psychoanalytischen Betrachtung. Ähnlich verhält es sich mit den verhaltenstherapeutischen Methoden. Diese setzen gerade dort an, wo die psychoanalytische Methode nicht mehr voll greift, nämlich bei den fern ihrer ursprünglichen Entstehung verselbständigten (funktionell autonomen) Symptombildungen. Stellt die Psychoanalyse die beiden Hauptwirkfaktoren, therapeutische Beziehung und einsichtsfördernde Neuerfahrung, in den Mittelpunkt ihres Handelns, so sind es bei der Verhaltenstherapie zwei andere, ebenfalls empirisch belegte Faktoren (Grawe, 1994), die oftmals die oben erwähnten psychoanalytischen Wirkfaktoren nahezu ideal ergänzen: die Aktualisierung der Probleme und die aktive Hilfe zur Problemlösung. Die schrittweise Überwindung der, vom Patienten als störend empfundenen, Denk- und Verhaltensgewohnheiten im Schutz einer vertrauensvollen, als hilfreich empfundenen therapeutischen Beziehung ist eine der Hauptstärken der neuen kognitiv-behavioralen Therapien mit ihrem weitgespannten technischen Repertoire. Die Verhaltensmedizin geht noch darüber hinaus und sprengt die zugegebenermaßen künstliche Trennung von psychosomatischen und nicht-psychosomatischen Krankheiten, indem sie Ärzten und Patienten ein handfestes Rüstzeug für den angemessenen Umgang mit allen Arten heutiger Gesundheitsprobleme liefert (Meermann und Vandereycken, 1991). Dies beginnt mit gesundheitspsychologischer Prävention in Familie, Arbeit und Freizeit, wozu u. a. Rauchertraining, Ernährungsberatung, Streßbewältigung und Fitneß zählen, und endet bei der konstruktiven Unterstützung bei lebensentscheidenden, belastenden diagnostischen Maßnahmen und Akutbehandlungen (Kinder und alte Menschen im Krankenhaus, Operationsvorbereitung, Linderung von Nebenwirkungen bei Chemotherapie, bei Schwangerschaft und Geburt, Schmerzbehandlung, Compliance-Förderung etc.); immer sind erprobte psychologische Programme verfügbar, die allen Beteiligten, den Patienten, ihren Angehörigen, den Ärzten und dem Pflegepersonal helfen. Derartige Programme sind heute aus den Bereichen der modernen Medizin, die die individuellen Bewältigungskräfte der von ihr Behandelten wie der in ihr Tätigen aufs äußerste anspannen, nicht mehr wegzudenken: Das gilt insbesondere für die Transplantationsmedizin, für die Onkologie, die Dialyse und für die Intensivmedizin. Sie helfen, zusätzliche Leiden zu vermeiden und für das Gelingen der Behandlung und die weitere Entwicklung der Patienten und ihrer Familien bessere Voraussetzungen zu schaffen.

Die dritte große Problemgruppe, welche von der heutigen Verhaltensmedizin besonders profitiert, sind die vielen Kranken, denen die moderne Medizin ein Überleben, aber keine Wiederherstellung oder gar endgültige Heilung ermöglichen kann. Bei der Bewältigung von Eingriffen, die das Körperbild und die Körperfunktionen verändern (Amputationen, künstliche Körperausgänge, Verlust der Seh- oder Hörkraft oder der Stimme, lebenslang Gelähmte oder Debile), sind Aufklärung, Unterstützung, behutsame und individuelle Übung stets psychologisch zu begründen. Immer ist die Zusammenarbeit im Behandlungsteam mit Angehörigen und Patienten-Selbsthilfeorganisationen gefragt. All dies von der Psychoanalyse zu erwarten, wäre töricht, ebenso wie es unrealistisch wäre, zu erwarten, daß psychosomatisch Kranke, wie wir sie dargestellt haben, immer von allen diesen verhaltensmedizinischen Ansätzen profitieren könnten. Das schon dargestellte Hilflosigkeits-Hoffnungslosigkeits-Dilemma ist durch Übung und aktive Hilfe nicht überwindbar, es muß verstanden und aufgelöst werden. An dieser Stelle greifen moderne Verhaltenstherapeuten wiederum auf die psychoanalytischen Konzepte der konstruktiven Beziehungsgestaltung, durch Übertragung und Gegenübertragung, und der konstruktiven Bearbeitung der Behandlungswiderstände zurück. Gleiches gilt auch umgekehrt: Psychoanalytiker, die in einem psychosomatischen Kontext ohne Einsatz verhaltensmedizinischer Methoden und Programme tätig sind, schaden sich selbst und mehr noch ihren Patienten. Beide, Psychoanalyse und Verhaltenstherapie, berücksichtigen bei ihrer Arbeit – dies wurde schon mehrfach angedeutet – das familiäre Umfeld der Patienten. Daher wenden wir uns nun der dritten Grundorientierung heutiger Psychosomatik, der systemischen Paar- und Familientherapie, zu.

## 3. Systemische Paar- und Familientherapie

Die Einbeziehung der nächsten Angehörigen körperlich Kranker in gemeinsame Gespräche ist einleuchtend, aber unüblich. In der Primärversorgung gewinnt der Arzt zwar bei Hausbesuchen vielfältige Eindrücke der Lebenswelt seiner Patienten, daraus werden aber selten therapeutische Konsequenzen gezogen. Daß es auch anders geht, wurde in jüngster Zeit vor allem von der familienmedizinischen Arbeitsgruppe an der Universität Rochester (McDaniel und Campbell, 1994) gezeigt. Dort werden z. B. die Beteiligten (Patient, Familie, Therapeut) auch zu gemeinsamen Gesprächen zusammengeführt. Dies verbessert die Behandlungsplanung, die unterstützende Begleitung und die Überwindung von Konflikten, die sich aus der Krankheit entwickeln und ihrer Bewältigung entgegenstehen. Besonders hilfreich ist ein gemeinsames Gespräch bei weiterreichenden Problemen, etwa von psychosomatischen Krankheiten im engeren Sinn, und um eine Familientherapie vorzubereiten. Hier ist deshalb ein weiteres wesentliches Ergebnis heutiger Psychotherapieforschung festzuhalten: daß die angemessene Vorbereitung der Behandlung bereits eine wesentliche Vorbedingung für deren Gelingen ist. Ich habe im vorangegangenen Kapitel beschrieben, warum Familien, in denen psychosomatische Krankheiten entstehen, gerade gegenüber familientherapeutischen Angeboten besonders skeptisch sind. Wir haben gehört, wie das gemeinsame Gespräch, noch mehr als das Gespräch mit einzelnen Familienangehörigen, als Bedrohung der Stabilität in einer ohnehin maximal belasteten Situation empfunden wird (Wirsching und Stierlin, 1992). Dies hat u. a. folgende Gründe:

Die Familientherapie ist eine sehr wirksame, aber auch ängstigende und für viele ungewohnte Methode. Und wie jede wirksame Behandlung kann sie auch Nebenwirkungen oder gar „toxische“ Wirkung zeigen. Die widerstandsverstärkende Angst vor der Behandlung ist also durchaus begründet. Solche Vorbehalte zeigen sich bereits beim Versuch, ein gemeinsames Gespräch zustande zu bringen, und treten noch verstärkt auf, wenn alle Beteiligten tatsächlich zusammengekommen sind. Dies muß bei der Gesprächsführung berücksichtigt werden.

Die Beziehungsgestaltung in einer solchen Gesprächsrunde muß also von positiver Grundeinstellung und Allparteilichkeit bestimmt sein, darin der Grundregel folgend, daß alles unterlassen werden muß, was von der Familie als Kritik, Infragestellung oder Aufforderung zur Veränderung empfunden werden könnte. Die Gesprächsführung sollte eher aktiv und strukturierend sein, mehr von Fragen als vom Zuhören bestimmt. Zum frühestmöglichen Zeitpunkt werden die allerersten Eindrücke und Informationen in Hypothesen zusammengefaßt, die dem Gespräch Richtung und Orientierung geben. Die Hypothesen beschreiben das Zusammenwirken der Familienmitglieder und die Entwicklung der Familie über die Generationen hinweg, woraus eine Familiengeschichte konstruiert wird. Die Gesprächsführung folgt darüber hinaus oftmals nicht den Regeln eines direkten Gedankenaustauschs, sondern sie geht, in einer „zirkulär" genannten Weise, verschlungene Pfade, richtet sich mit Fragen an die am Thema am wenigsten Beteiligten, „klatscht" über die anderen in deren Anwesenheit, stellt auch viele hypothetische Fragen. Interpretationen werden, dem Neutralitätsgebot folgend, vermieden. Hier zeigt sich bereits, daß die Familientherapie auch bei der Verhaltenstherapie kräftige Anleihen gemacht hat. Dies wird noch deutlicher, wenn wir die Interventionen der Familientherapeuten anschauen: Es werden den Teilnehmern der Gesprächsrunde Hausaufgaben gestellt, Symptomtagebücher angelegt, symptomatisches Verhalten wird ausdrücklich verschrieben. Ein Umdenken, eine kognitive Umstrukturierung wird durch paradox anmutende Mitteilungen gefördert. Sehr verbreitet sind auch erzieherisch wirkende (psychoedukatorische) Programme zur Überwindung destruktiver Kommunikationsformen.

Familientherapeuten folgen einem Systemdenken. Anders gesagt: Sie nehmen Einfluß auf die Wechselbeziehungen der am Krankheitsprozeß unmittelbar Beteiligten – die Mitglieder der Familie, die Therapeuten, einschließlich des Familientherapeuten selbst – in einem Patient-Familie-Behandler-System. Dieses hat seine Geschichte, seine Regeln und Verhaltensmuster, die nicht ohne weiteres vom einzelnen außer Kraft gesetzt werden können. Familientherapie ist also Systemtherapie, auch wenn sie nur mit einzelnen arbeitet, und Systemtherapie ist immer auch Einzeltherapie, selbst wenn sie in gemeinsamen Gesprächen stattfindet (Ludewig, 1994). Systemische Familientherapie berücksichtigt also individuelle Beiträge wie auch die Beziehungen zwischen mehreren Beteiligten. Sie orientiert sich an aktuell ablaufenden Interaktionen und historisch an Entwicklungen und Ereignissen, die über Generationen hinweg wirken; und sie trägt dem Rahmen (Kontext) Rechnung, in dem sich die Entwicklungen abspielen, was in unserem Fall der Kontext der modernen Medizin mit seiner Tendenz zur Spezialisierung und Fragmentierung ist.

Zwei Grundmodelle zur Gestaltung des Behandlungsrahmens bieten sich an: ein sehr weit verbreitetes, aber sehr umständliches und schlechtes sowie ein äußerst seltenes, unaufwendiges und gutes Modell. Diese sollen nacheinander besprochen werden. Zuerst die schlechte, dann die bessere Alternative.

## 4. Die Addition unterschiedlicher Behandlungsmethoden in störungsspezifischen Behandlungsprogrammen

Der Gedanke leuchtet unmittelbar ein: Wenn nicht eine Methode zum Ziel führt, müssen eben verschiedene „Wirkstoffe“ kombiniert werden, und wenn einer allein nicht mehr alle Methoden beherrschen kann, müssen eben entsprechend viele Spezialisten zusammengebracht werden. Manchmal wird auch gewissermaßen die Essenz aus verschiedenen Methoden destilliert und in einer eigenen begrenzten, deshalb besser lehrbaren neuen Methode zusammengeführt. Dieses Vorgehen ist dem medizinischen Alltag abgeschaut, wo in einer oft unabgestimmten Weise Spezialisten für alle biologischen, psychologischen und sozialen Erfordernisse, einschließlich Fachärzten für Allgemeinmedizin, den dadurch nicht selten verwirrten

Patienten und deren dadurch nicht selten verunsicherten Familien begegnen. Solch ausufernde Behandlungssysteme werden um immer mehr Berufsgruppen und Spezialaspekte erweitert. Glücklich kann sich dann schätzen, wer einen Wegbereiter und Wegbegleiter z.B. in Person eines Hausarztes hat, der die losen Enden, die die Spezialisten entsponnen haben, zusammenhält. Die Patienten und ihre Angehörigen verhalten sich in solcher Lage im allgemeinen sehr einsichtig. Sie gehen einfach allem nach, was hoffnungsversprechend ist und bewegen sich dadurch auf mehreren Ebenen zugleich.

Wie kann die Psychotherapie psychosomatisch Kranker gelingen, wenn doch, wie wir sahen, ein Zugang allein nicht genügt. Konfrontiert mit diesem Dilemma sind einige Fachleute auf Lösungsmöglichkeiten gestoßen, die sich auch andernorts in Wissenschaft und Praxis bewährt haben, um ein Gleichgewicht von Differenzierung und Integration zu gewährleisten.

## 5. Integrative Psychosomatik – ökologisches und systemisches Denken und Handeln

Es ist das Verdienst zweier Internisten, George Engel und Thure von Uexküll, daß sie den Systemgedanken in der Medizin verbreiteten und das ökologische Denken, den Menschen im Wechselspiel mit seiner Umwelt zur Grundlage heutiger Psychosomatik machten. Dieses ökosystemische Konzept hat nicht nur neue theoretische Erkenntnisse ermöglicht, sondern auch praktische Möglichkeiten erschlossen. Auf Zweierlei kommt es danach bei der Psychotherapie psychosomatisch Kranker an: 1. Den Austausch von Informationen, was auch deren Entschlüsselung und Verarbeitung beinhaltet, 2. Den Erhalt bzw. die Stärkung der Entwicklungs- und Entscheidungsfähigkeit. Ich sprach bereits davon, auf welche Weise bei psychosomatisch Kranken, ihren Familien und Therapeuten der Informationsfluß blockiert ist und wie Stagnation und Entscheidungsblockaden am Leben und an der Krankheit scheitern lassen. Wir erfuhren aber auch, wie der blockierte Austausch wieder eröffnet werden kann: sich an einen Tisch setzen, Angst und Ohnmacht wahr- und ernstnehmen, neue Erfahrungen ermöglichen und neue Gedanken oder Verhaltensweisen erfinden und erproben. Dazu bedarf es vertrauensvoller, als hilfreich empfundener Beziehungen, der Einsicht auch in schwer Durchschaubares, Aushalten und Akzeptieren des Unvermeidlichen und Zusammentragen des zur Entwicklung Notwendigen. Es gilt, Ballast abzuwerfen, sich zu beschränken, die eigene Geschichte für die Zukunft zu nutzen und (in ihr) nicht nur Störungen, sondern auch Ressourcen zu sehen und aktive Unterstützung nicht zu scheuen. Was damit entsteht, ist die Utopie des Zusammenwirkens mehrerer Personen, die für die eigene Lebensentwicklung wichtig sind, und von Beziehungen, die die Lebensentwicklung fördern: Es muß Verständigung darüber gesucht werden, was dem Körper fehlt. Was wird gedacht und empfunden? Welche Erklärungen oder Verhaltensweisen wurden erwogen und erprobt? Wie unterstützen und wie behindern sich die Patienten, ihre Angehörigen und ihre Helfer? Die Beantwortung dieser Fragen wird täglich auch hierzulande versucht, in Praxen, Kliniken, Rehabilitationseinrichtungen, nur eben nicht überall systematisch gefördert und gefordert und oft durch die Verhältnisse, durch das bestehende System erschwert und behindert. Viel Neues birgt diese Utopie zugegebenermaßen nicht, es ist eben ein integratives, ein ökosystemisches Konzept, das seine Kraft aus der Verknüpfung, der Erschließung des Vorhandenen gewinnt. Dennoch ergeben sich ganz neue methodische Anforderungen und Handlungsmaximen, die als Ganzes die Möglichkeiten des einzelnen Mediziners, Psychotherapeuten oder Sozialarbeiters, sei er noch so spezialisiert, überschreiten. Der Erhalt und das Nutzen der Vielfalt sind das eigentlich Neue der so verstandenen zeitgemäßen Psychosomatik, – was in den nun folgenden Kapiteln am Beispiel zentraler Massenkrankheiten veranschaulicht werden soll.

# IV. Erkrankungen des Herzens und des Kreislaufs – Psychokardiologie

Das Herz beflügelt die Phantasien. Schauen wir, ob die Klischees einer Überprüfung standhalten.

## 1. Von der Managerkrankheit zum Leiden besonders belasteter Bevölkerungsgruppen – der Herzinfarkt

Betrachten wir die Herz-Kreislauf-Krankheiten, welche in den westlichen Ländern die Haupttodesursache sind, aus psychosomatischer Sicht.

Zigarettenrauchen, erhöhte Blutfette, Diabetes, Übergewicht und Mangel an körperlicher Bewegung sind, zusammen mit ererbter Krankheitsanfälligkeit, Risikofaktoren, die vielfach in epidemiologischen Studien nachgewiesen wurden. Sie verursachen eine Erkrankung der Herzkranzgefäße und damit eine Mangeldurchblutung des Herzmuskels bis zu dessen Schädigung.

Bei diesen unbestrittenen Einflüssen ist unübersehbar, daß sie Teil eines gesundheitsschädigenden Lebensstils sind, der auch von gesellschaftlichen Verhältnissen abhängt. Der Mangel an körperlicher Bewegung, die überkalorische, fettreiche Ernährung, Fettleibigkeit und Konsum von Genußgiften werden heute allenthalben angeprangert und bekämpft. Fitneß, gesundheitsbewußte Lebensführung sind im großen Umfang angesagt. Dies war nicht immer der Fall und gilt nicht für alle Bevölkerungsgruppen gleichermaßen. Im Gegenteil, diejenigen, die sich in den frühen Phasen der Industrialisierung und der daran anschließenden Dienstleistungsgesellschaft ein „gutes Leben" leisten konnten, sind inzwischen überwiegend auf diesen Gesundheitskurs eingeschwenkt. Das skizzierte Risikoverhalten ist vor allem zu einem in den unteren Sozialschichten vorherrschenden Muster geworden. Am meisten verbreitet ist es gerade bei denjenigen, die von außen in unsere nachindustrielle Gesellschaft hineingekommen sind, zum Beispiel bei Einwanderern aus Süd- und Osteuropa.

Der Herzinfarkt ist eine der ersten Massenkrankheiten, bei der psychosomatische Risikofaktoren zweifelsfrei nachgewiesen wurden. Beschrieben wurde ein Typ-A genanntes Persönlichkeitsmuster, mit dem ein Bündel psychologischer Merkmale zusammengefaßt wurde, das von den Amerikanern Rosenman und Friedman (1976) bereits in den späten 50er Jahren entdeckt worden war und das mit einem doppelten Infarktrisiko einhergeht: Hetze und Hektik sind die augenfälligsten Merkmale; sie zeigen sich in einer besonderen Sprechweise, einem ungeduldigen, termingeplagten Arbeitsstil und einer aggressiven, konkurrierenden Beziehung zu anderen Menschen. Immer mehr in immer weniger Zeit und gegen äußeren Widerstand zu erreichen sei die Maxime, die in der Tat auf verblüffende Weise zum Typus des frühkapitalistischen Managers paßt.

Heute stellen sich die Zusammenhänge differenzierter dar. Nach der bisher umfangreichsten Metaanalyse von über 50 Arbeiten, die den Zusammenhang psychologischer Faktoren mit dem Risiko, eine Herz-Kreislauf-Erkrankung zu erleiden, geprüft haben, gilt als gesichert (Botth-Kewly und Friedman, 1987):

- Das Typ-A-Muster ist weder für den Herzinfarkt spezifisch noch der alleinige psychologische Risikofaktor. Er setzt sich aus mehreren Komponenten von unterschiedlichem Gewicht zusammen.
- Alle im Typ-A zusammengefaßten Merkmale sind zusammengenommen aussagekräftiger als einzelne, aber nicht alle kommen bei allen Probanden zum Tragen.
- Der durchschnittliche Einfluß der Einzelmerkmale ist gering, aber in ausreichend großen Studien zweifelsfrei nachweisbar.
- Besonders bedeutsam sind Hetze, Ungeduld und aggressives Rivalisieren.
- Dazu kommen als weitere Merkmale mit erheblichem Gewicht: Feindseligkeit gegenüber anderen Menschen sowie Depression und Angst.

Zusammengenommen erkennen wir in diesen Punkten psychologische Merkmale von Menschen, die sich in der heutigen

Gesellschaft bedrängt, bedroht und in ihrem psychischen und sozialen Überleben beeinträchtigt fühlen. Dies hat Konsequenzen für das Gesundheitsverhalten einerseits und, in Form negativer hormoneller Einflüsse, auf den Stoffwechsel und das Herz-Kreislauf-System andererseits. Keinesfalls ist jedoch diese psychologische Konstellation auf einen bestimmten sozialen Kontext, etwa den des Managers, begrenzt. In sozial besonders belasteten Bevölkerungsgruppen sind allerdings jene psychologischen Faktoren häufiger zu finden als bei Privilegierten. Die genannten psychologischen Merkmale sind auch keinesfalls kurzfristig, etwa unmittelbar im Vorfeld einer koronaren Herzkrankheit, entstanden. Im Gegenteil handelt es sich offenbar um langfristig angelegte, auch therapeutisch nur schwer veränderbare psychische Strukturen. Diese sind auch keinesfalls auf den Patienten allein begrenzt, das Umfeld (u. a. die Familie) ist immer beteiligt.

Fassen wir die bekannten und gesicherten psychosomatischen Zusammenhänge beim Herzinfarkt zusammen, so erkennen wir ein dichtes Wirkungsgefüge, welches ganz unterschiedliche Wege zur Erkrankung, aber auch aus der Erkrankung heraus eröffnen kann und in denen ganz verschiedene psychosoziale Faktoren ganz unterschiedliches Gewicht haben. Es gibt also nicht „den“ Infarktpatienten. Das Krankheitsgeschehen läßt sich nur statistisch-epidemiologisch vereinheitlichen. Das Krankheitsrisiko erhöhend und den Krankheitsverlauf beeinträchtigend wirken demnach:

- Eine angeborene Anfälligkeit.
- Gesundheitsschädigende (koronar gefährdende) Verhaltensweisen, insbesondere Rauchen, Fehlernährung und Bewegungsmangel, Streß.
- Eine Lebens- und Familienentwicklung, in der feindselige, konkurrierende, gehetzte Bewältigungsstile Angst und Depression mindern sollen, tatsächlich diese jedoch ungewollt noch verstärken.
- Ein Mangel an als unterstützend empfundenen Beziehungen zu anderen Menschen (soziale Isolation, Mangel an sozialer Unterstützung).

- Eine Fortsetzung und Verstärkung des gestörten Kommunikations- und Interaktionsmusters im Arbeitsbereich.
- Eine soziale Stellung, die Angst und Depression verstärkt, statt sie auszugleichen hilft (Benachteiligte und Randgruppen).
- Objektiv oder subjektiv überfordernde Lebensereignisse, die kompensatorische Ressourcen zerstören oder die eigenen bereits untauglichen Bewältigungsstrategien weiter beanspruchen; dazu gehören vor allem Verluste, Trennungen, Arbeitslosigkeit, aber auch die Infarkterkrankung selbst.

Bevor wir auf die Behandlung eingehen, ist noch ein Blick auf die große Gruppe der Hochdruckkranken zu werfen, die ebenfalls mit einem erhöhten Risiko, einen Herzinfarkt oder Hirnschlag zu erleiden, leben muß.

## 2. Streßkrankheit Bluthochdruck?

Der Blutdruck steigt nachweisbar bei Angst oder Wut an. Im Tierexperiment läßt sich so eine „psychisch" bedingte Hochdruckkrankheit künstlich erzeugen. Eindeutige körperliche Ursachen (Nieren-, Herz- oder Hormonstörungen) sind selten und nur bei etwa jedem zehnten Patienten als Krankheitsursache festzustellen. Bestimmte psychologische Übungen, vor allem Entspannung im Biofeedback-Verfahren, lassen auch den langjährig erhöhten Blutdruck auf nachweisbare Weise sinken. Dennoch ist auch hier vor allzu simplen linear verfahrenden psychosomatischen Betrachtungsweisen zu warnen: Ein vererbtes Risiko ist unbestritten. Der erhöhte Blutdruck ist in der Bevölkerung in Abhängigkeit vom jeweiligen Alter weit verbreitet. Das dazugehörige Leitsymptom (über 160 mm/Hg systolisch und 95 mm/Hg diastolisch) ist nur wieder die letzte gemeinsame Endstrecke vielfältiger Regulationsentwicklungen.

Eine vererbte Anlage ist also wieder dabei, erklärt aber nicht alles; das familiäre Umfeld wirkt ebenfalls mit, offenbar sogar beim Ehepartner, der, statistisch betrachtet, mehr als zufällig auch das Risiko trägt, eine Hochdruckerkrankung zu erleiden. Der Zivilisationsprozeß macht ebenfalls blutdruckkrank, wie sich bei Einwanderern belegen läßt. Innerhalb der Gesellschaft sind wiederum bestimmte Gruppen besonders gefährdet, und zwar diejenigen, die blutdrucksteigernden Arbeits-, Lebens- und Wohnbedingungen besonders ausgesetzt sind. Dazu gehören u. a. Lärm, Fehlernährung (Salz und Kalorien), Nikotin und Alkohol sowie die Angst, den Arbeitsplatz zu verlieren oder Opfer eines Verbrechens zu werden, außerdem enge und konfliktgeladene Wohnquartiere. Aber auch hier erklären angeborene und erworbene Risiken und soziale Einflüsse nur einen Teil der Krankheitsentstehung und der Krankheitsverläufe.

Menschen reagieren unterschiedlich auf die gleiche Situation. Einige ertragen viel, andere weniger. Die psychische Umwelt (Konflikte oder Unterstützung in der Familie und im Freundes- und Kollegenkreis) und die psychische Innenwelt (Konflikte und Stärken) können mit darüber entscheiden, ob und, wenn ja, wann ein Hochdruckleiden entsteht und wie es mit oder ohne medizinische Behandlung verläuft.

Neben den obengenannten allgemeinen gesundheitsfördernden (salutogenen) und gesundheitsschädigenden (pathogenen) psychosomatischen Einflüssen gibt es eine Reihe zusätzlicher blutdrucksteigernder Einflüsse. Dabei ist zu bedenken, daß eine bestehende Hochdruckerkrankung mit ihren körperlichen und psychischen Folgen diese Faktoren ihrerseits wiederum verstärkt, ganz im Sinne eines negativen Regelkreislaufs. Offenbar haben diejenigen Hochdruckkranken, bei denen psychosomatische Faktoren wirksam sind, größere Schwierigkeiten, sich zu behaupten und ihre Interessen durchzusetzen. Sie geraten besonders leicht in ausweglose, schwierige Situationen, weil sie über lange Zeit nicht wirklich Stellung beziehen, ja nicht einmal wahrnehmen wollen, wie sie enttäuscht und übervorteilt werden. Wenn gar nichts mehr geht, „platzen" sie auf eine sie selbst erschreckende, für das Umfeld unvorhersehbare Weise, um alsbald wieder in das alte Muster zurückzufallen. Wesentliche Interessenkonflikte in der Partnerschaft, in der Familie, im Freundeskreis, in der Wohnsituation oder am Arbeitsplatz werden nicht überwunden, sondern auf diese Weise noch ausgeweitet und kompliziert. Die innere Spannung des immer nur um kurzfristigen inneren Halt Ringenden steigt. Eine Zwickmühle entwickelt sich, aus der allenfalls Krankheit ein Entrinnen ermöglicht.

Eine Lösung dieses Aggressions-, Frustrations-, Unterwerfungs- und Resignationsdilemmas ist nicht leicht: Medikamente können die akute Gefährdung mindern, den somatischen Teil des Geschehens kontrollieren helfen. Bei psychosomatischen Hochdruckkranken wird ihre Wirkung allerdings begrenzt, nicht nur, weil viele der Patienten die empfohlene Medikation gar nicht einnehmen (Compliance 30–40%), sondern auch, weil die Medikamente nicht richtig wirken. Eine symptomatische Entspannungstherapie (z. B. Autogenes Training) kann quälende Krankheitsbeschwerden mildern und die Zuversicht stärken, selbst etwas gegen die Krankheit tun zu können. Ein beschränktes Krankheitsverständnis kann so erweitert werden. Der psychosomatisch kundige, dem Patienten lange Zeit vertrauensvoll verbundene Arzt, kann viel bewirken, auch indem er im Rahmen der Psychosomatischen Grundversorgung andere Personen in eine Basistherapie einbezieht, etwa den Partner, eventuell auch Arbeitskollegen, Freunde, Nachbarn. Kur- und Rehabilitationskliniken wirken in gleicher Richtung und fördern ein ausgewogenes ganzheitliches Krankheits- und Behandlungsverständnis. Eine wachsende Zahl von Kranken kann von einer psychotherapeutischen Fachbehandlung weiterreichende Besserung erwarten. Diese wird, je nach individueller Problematik des Patienten, stärker tiefenpsychologisch, verhaltenstherapeutisch oder familientherapeutisch ausgerichtet sein oder eine Verbindung dieser verschiedenen Therapieansätze nötig machen.

## 3. Vorbeugen ist besser als Heilen – Streßbewältigungsprogramme

Die Bluthochdruckkrankheit und der Herzinfarkt sind, nach dem bisher Gesagten, besonders gut geeignet, das Zusammenwirken von angeborenen und erworbenen biologischen Risiken, von Zivilisationsbelastungen und individuellen psychologischen Schutz- oder Risikofaktoren zu erkennen. Danach liegt der Gedanke nahe, nicht erst nach Ausbruch einer Krankheit kurativ oder sogar erst im Stadium der Chronifizierung rehabilitativ tätig zu werden, sondern möglichst frühzeitig vorbeugend zu versuchen, das Entstehungs- und Verlaufsrisiko zu mindern.

Viele gut gemeinte, durchdachte und gut gestaltete Vorbeugungsversuche scheitern jedoch, weil den potentiellen Nutznießern der Aufwand und der Ertrag in keinem akzeptablen Verhältnis zu stehen scheint: „Mir tut nichts weh." „Wer sagt denn, daß ich einen Infarkt bekomme?" „Bringt das überhaupt etwas?" Zudem stehen die oben skizzierten Besonderheiten psychosomatisch Kranker und erst recht Infarkt- und Bluthochdruckgefährdeter den Angeboten entgegen. Obgleich Fitneß und Hedonismus gesellschaftlich erwünscht sind, kollidiert dies mit einem anderen gesellschaftlich akzeptierten Stereotyp, dem aufopferungsvoller Schinderei im Einzelkampf. Es ist zum Verzweifeln: Der gesundheitsförderliche Gehalt bestimmter Verhaltensweisen ist bewiesen, die Angebote sind attraktiv, häufig nicht weit von der eigenen Wohnung entfernt, meist sogar kostenlos, und keiner, der es braucht, macht richtig mit! Doch wen wundert dies: wenn die Voraussetzungen nicht stimmen, kann nichts Rechtes gelingen.

Doch bleiben wir im Bereich der Theorie und zählen auf, welche Möglichkeiten der psychosozialen Prävention bestehen, wenn ein Herz-Kreislauf-Krankheitskandidat sich zur Vorbeugung entschließen könnte.

Zunächst müßten die Ernährungs- und Bewegungsgewohnheiten ausgewogen, der Gehalt und die Zusammensetzung der Nahrung dem Verbrauch angepaßt werden. Leichtes, lustvolles und entspannendes Training der Ausdauerkräfte allein und in anregender Gemeinschaft wäre hilfreich. Bei chronischer hochgradiger Erregung des sympathischen Nervensystems ist Entspannung angezeigt; die Erfahrung, aus eigener Kraft die vegetative Anspannung ausgleichen zu können, ist bereits hilfreich, eher meditativ-autosuggestiv im sogenannten Autogenen Training oder aktiver und motorischer in der Jacobsonschen progressiven Muskelrelaxation. Die Alternativen sind vielfältig, vieles, was aus der fernöstlichen Kultur kommt, wirkt: Tai-Chi als Volksbewegung, Aikido, für den, der's intensiver mag, Meditation und Zen für den philosophischen Typ. Für eher mitteleuropäisch Orientierte: das warme Bad, die Sauna im Winter, Licht-, Luft- und Sportbäder im Sommer oder was das Herz noch so begehrt und stärkt, real und im übertragenen Sinne. Hauptsache, es ist damit kein neuer Streß verbunden, und da fängt es auch schon wieder an, mit der Freizeit als Programm. Gelassenheit und Ausgeglichenheit fallen schwer, wenn die Einsicht fehlt, daß Freizeitstreß absolut kontraproduktiv ist.

Psychologische Prävention ist schwieriger und nicht so verbreitet: Konstruktive Konfliktbewältigung, richtig streiten, Zeit- und Streßmanagement, Familienkonferenzen, Paar- und Gruppenangebote gibt es, aber auf das Dilemma der Inanspruchnahme ist schon weiter oben hingewiesen worden. Wer kann da helfen? Die Hausärzte? Gesundheitsberater der Gesundheitskassen? Skepsis ist erlaubt. Sollten Arbeitgeber zur Senkung des Krankenstandes und zur Erhöhung der Arbeitszufriedenheit psychologische Prävention anbieten? Ein Unbehagen kommt dabei fast zwangsläufig auf. Nachbarschaft oder Gemeinde? Mit diesem und jenem in die Selbsterfahrungsgruppe? Ich doch nicht! Wer schon immer draußen steht, gerät noch mehr an den Rand, wenn andere es sich gutgehen lassen.

Wahrscheinlich ist das Problem der psychosozialen Vorbeugung von Herz-Kreislauf-Leiden ein guter Spiegel unserer Zeit: Wir wissen alles, wir können alles, wir leiden unter den Folgen, doch nichts geschieht, bis der Schaden unübersehbar geworden ist. Am Ende bleibt immer noch die Hoffnung auf ein Medikament oder eine Operation, die alles wieder heilt.

## 4. Herzkrankheit ohne Konflikt – Lebensprobleme und Familienkonflikte können die Genesung beeinträchtigen

Kein Mensch ändert sich ohne weiteres. Dies gilt um so mehr, wenn eine bestimmte Haltung, ein Lebensproblem oder ein familiärer Konflikt bereits lange, womöglich lebenslang oder gar generationenüberspannend bestanden hat, wenn das zu Verändernde im Umfeld, in der Partnerschaft, der Familie, im Freundeskreis, in den Arbeitsbeziehungen verankert ist.

Dies trifft gerade auf die mit Herz-Kreislauf-Leiden assoziierten psychosozialen Faktoren zu. Diese sind frühzeitig erworbene Merkmale, die vom familiären Umfeld, durch Erziehung und Partnerwahl, unterhalten werden und die im sozialen Kontext meist geschätzt werden. Mit anderen Worten: Innere Strukturen müßten geändert werden, das beschädigte Selbstbewußtsein, die innere Abhängigkeit, die Verlust- und Minderwertigkeitsängste. Familiäre Beziehungen wären zu ändern, der Austausch von Gefühlen, die Entwicklungsbereitschaft und die Art, Konflikte zu lösen. Lang erlernte Denk- und Verhaltensmuster wären umzutrainieren, zum Beispiel unrealistische Zielplanung, Mißachtung von Erschöpfungszeichen, vegetative Anspannung. Alles hängt zusammen. Das Denken, das Verhalten, das innere Erleben und die Beziehungen zu anderen Menschen bedingen einander wechselseitig, sie erhöhen die Krankheitsanfälligkeit und sie werden durch Krankheit verstärkt. Die Krankheit wird auf diese Weise von psychosozialen Einflüssen unterhalten, und sie verstärkt ihrerseits in Not und Bedrängung den Rückgriff auf die alten untauglichen Bewältigungsmuster.

Wen wundert's, daß Herzinfarkt und Bluthochdruck weitgehend konfliktfrei und unproblematisch dargestellt werden. Wen wundert, daß Patienten und Ärzte darin übereinstimmen, daß ein Hinzufügen psychosozialer Maßnahmen zur rein somatischen Therapie keine Erleichterung, sondern eine zusätzliche Erschwernis und Komplikation eines ohnehin angespannten Gefüges bewirkt. Die heilende Behandlung des Herzinfarkts und des Bluthochdrucks ist nicht zufällig in allen westlichen Ländern eine überwiegend biomedizinisch orientierte.

Uns bleibt nur übrig, in gleicher Weise wie eben schon bei den Präventionsprogrammen ein utopisches Bild zu entwerfen: Was wären die Anteile eines kurativen psychosozialen Programms zur Behandlung von Herz-Kreislauf-Leiden?

Der erste Schritt müßte vom Patienten gemeinsam mit dem behandelnden Arzt getan werden. Im Rahmen der Psychosomatischen Grundversorgung würde im Gespräch mit dem Patienten, eventuell auch gemeinsam mit den nächsten Angehörigen, darüber nachgedacht, welchen Anteil innere Konflikte, Lebensprobleme, Familienfragen und erlernte gesundheitsschädigende Einstellungen und Verhaltensweisen an der Erkrankung haben könnten, oder umgekehrt, welche Ressourcen der Patient und sein Umfeld mobilisieren können, um die Gesundheit zu erhalten oder wiederzuerlangen.

Wir hatten ja schon gehört, daß die Gruppe der Herzpatienten im Hinblick auf das Gewicht psychosozialer Faktoren äußerst heterogen ist. Entscheidend ist deshalb der Einzelfall, Stereotype helfen nicht weiter. Eine Klärung wird im Gespräch geleistet, und diese erste Klärung hat bereits verändernde, damit auch psychotherapeutische Wirkung! Der Übergang zur sogenannten Basistherapie, die durch den primär behandelnden Arzt geleistet wird, ist fließend. Auch diese ist ein Bestandteil der Psychosomatischen Grundversorgung. Die Konflikte können vertiefend besprochen werden. Der Dreh- und Angelpunkt, das Nächstliegende, ist die Krankheit, die Angst, das bedrohte Selbstwertgefühl. Lebensfragen tauchen auf, und der Patient wird ermutigt, diese für sich oder mit anderen nahestehenden Personen zu erwägen. Nicht alles kann und muß mit dem behandelnden Arzt besprochen werden. Die Sprechstundentherapie liefert Anregungen, setzt Impulse, die auf fruchtbaren Boden fallen und aufgegriffen werden sollen. Taucht eine wachsende Zahl bislang unbewußter Konflikte, familiärer Verstrickungen, Arbeitsplatzprobleme oder unverrückbarer, wenn auch zunehmend als störend erlebter Verhaltensmuster auf, so muß weitergedacht werden. Der Arzt, sein

Patient, möglicherweise auch die Angehörigen, kommen an einen Punkt, wo sie darin übereinstimmen, daß es so nicht weitergehen kann. Sie spüren dann, daß der Rahmen der ärztlichen Sprechstunde zu eng wird. Weitere Möglichkeiten werden ins Blickfeld gebracht.

Als drittes Element Psychosomatischer Grundversorgung, nach der Basisdiagnostik und der Basistherapie, tritt nun die Kooperation im psychosozialen Versorgungssystem hinzu, die Beratung über weiterführende Behandlungsmöglichkeiten, die differentialindikatorische Abwägung. Der Arzt könnte mit den Betroffenen über die in der gesetzlichen Krankenversicherung vorgesehenen tiefenpsychologischen (konfliktlösend), verhaltenstherapeutischen (übend und entspannend) oder familientherapeutischen (beziehungsklärend) Behandlungsmöglichkeiten bzw. über deren Kombination sprechen. Er würde sogar, und nun erreicht unsere Utopie ihren Höhepunkt, mit einschlägigen Therapeuten zusammenarbeiten, an die er die Betroffenen vermittelt, und diese Therapeuten wären sogar in der Lage, je nach Erfordernis, tiefenpsychologische, verhaltenstherapeutische oder familientherapeutische Leistungen anzubieten; und zwar ausschließlich, nacheinander oder kombiniert, je nach Patientenproblematik, Stadium der Behandlung und gemeinsam erarbeiteter Zielsetzung. Sie würden also patienten- und problemorientiert und nicht schulenorientiert arbeiten. Wir brechen hier unsere konkrete Utopie ab mit dem Hinweis, daß alle erwähnten Ansätze den Krankheitsverlauf und die Krankheitsbewältigung positiv beeinflussen können, daß auch alle erwähnten Angebote in der Regel ausreichend am Ort verfügbar sind, daß aber ihre Anwendung bei Herz-Kreislauf-Krankheiten in der Praxis kaum vorkommt. Patienten und Primärbehandler wissen nichts von ihnen oder wollen nichts von ihnen wissen. Die psychologisch orientierten Therapeuten wissen nichts von diesen Patienten oder wollen nichts wissen.

## 5. Die Chance der Krise nutzen – Rehabilitation als Prozeß

Solange die Patienten, ihre Angehörigen und die Behandler das Gefühl haben, alles könne noch ein wenig weitergehen wie bisher, werden sie wesentliche Veränderungen aufschieben. Neue Einsichten und neue Entscheidungen sind in der Regel nicht, wie dies wünschenswert wäre, das Ergebnis ruhigen Abwägens und Nachdenkens. Vielmehr wird in oder nach schwerwiegenden Krisen das jeweils kleinere Übel gewählt. Die Krankheit verschlimmert sich, die psychischen Bewältigungskräfte erlahmen, die Schwierigkeiten im Beruf oder in der Familie werden nicht geringer oder verstärken sich sogar. Neben den in solcher Lage häufig in Anspruch genommenen alternativen Angeboten, etwa denen der Homöopathie, lautet eine in Deutschland besonders im Herz-Kreislauf-Bereich vorgesehene Möglichkeit der Krisenbewältigung: „Gehen Sie doch mal wieder in Kur!“

Der Abstand vom Alltag in einer idyllischen Atmosphäre und neuerdings auch immer mehr eine begleitende ganzheitliche biopsychosoziale Betreuung: das kommt dem Patienten entgegen. Die Kur sieht allgemeine medizinische Maßnahmen, also psychologische Hilfen im Einzelgespräch oder in der Gruppe vor, ebenso Entspannungsverfahren, Gesundheits- und Ernährungsberatung und Kontakte zu anderen Menschen, die in der gleichen Lage sind. Die Abkehr vom rein biophysikalischen Bäderdenken zum umfassenden Rehabilitationsangebot birgt für viele Herzkranke eine große Chance. Diese wird aber eher in Fachkliniken als in psychosomatischen Rehabilitationseinrichtungen wahrgenommen. Das Ziel sind auch hier verändernde Einsichten und neue Erfahrungen. Dies wird um so eher erreicht und auch nach der Rückkehr Bestand haben, je besser die Rehabilitationsbehandlung vor- und nachbereitet wird, was vor allem Sache des Hausarztes ist. Wenn die Rehabilitation als Prozeß begriffen wird, in dem der stationäre Aufenthalt in einer Kurklinik einen wichtigen Abschnitt darstellt, dann wird der Patient nicht abgeschoben. Vielmehr ist es das Ziel der Rehabilitation, anzuknüpfen an dem vom

Hausarzt Vorbereiteten und neue Lebensentwicklungen in und trotz Krankheit vorzubereiten. Dazu gehören Informationen, Einsichten, emotionale Unterstützung, neue Krankheitserfahrung und vor allem eine gute Vorbereitung der Zeit nach der Entlassung: Wie soll's weitergehen? Was soll Bestand haben, bzw. was sollte körperlich, seelisch, sozial als unabänderlich akzeptiert werden? Wo bestehen Veränderungs- und Entwicklungsmöglichkeiten, und wie könnten diese in die Tat umgesetzt werden?

Die unter Kostenerwägungen zunehmend in Frage gestellte stationäre Rehabilitation hat in diesem Sinne eine wesentliche, die primäre Gesundheitsversorgung ergänzende Aufgabe. Dies scheint um so wichtiger, als über 80% der Patienten des Hausarztes ihm bekannte Patienten mit bekannten Krankheiten sind, die sich zwar nicht mehr heilen, aber in ihren Folgen durchaus mindern lassen.

# V. Zur Psychosomatik der unterschiedlichen Krebsleiden – Psychoonkologie

Es war Susan Sonntag, die den Krebs auch als moderne Metapher unserer Gesellschaft und Lebensform betrachtet hat, nicht nur als biologische Krankheit. Die zweite Haupttodesursache der Bewohner der Industrieländer ist nach den Herz-Kreislauf-Erkrankungen der Krebs. Jeder Vierte stirbt daran. Der Krebs unterscheidet sich deutlich von der Herzerkrankung: schleichend, unheimlich, todbringend – die Pest des 20. Jahrhunderts, ganz anders als der Herzschlag, der blitzsaubere, kurze Prozeß. Krebstod steht in dieser Metaphorik für das von allen am meisten gefürchtete lange, qualvolle Sterben. Der Herztod dagegen ist das von allen bevorzugte schnelle und schmerzlose Ende.

Abgesehen davon, daß diese Bildersprache mit dem Schicksal des einzelnen krebs- oder herzkranken Menschen wenig zu tun hat, wird hier deutlich, warum und auf welche Weise der Krebs die Gemüter beschäftigt und beschwert. Die Fortschritte moderner Medizin haben dazu beigetragen. Eine Heilung oder zumindest ein längeres Überleben ist für viele möglich geworden, macht aber meist große Operationen oder nebenwirkungsreiche Chemo- oder Strahlentherapie nötig. Die Qualität des Überlebens wird oft ebenso wichtig wie die Überlebenszeit, wenn es darum geht, Behandlungsentscheidungen zu treffen. Nachdem die biotechnischen Fortschritte der Krebsbehandlung trotz vieler Hoffnungen (z. B. Gentherapie) weitgehend zum Stillstand gekommen sind, suchen viele nach Alternativen oder zumindest Ergänzungen zur Schulmedizin. Pflanzliche Heilmittel, gesunde Lebensführung und psychologische Heilmethoden sind gefragt.

In der Psychoonkologie werden die emotionale und familiäre Krankheitsbewältigung, die Minderung von krankheits- und behandlungsbedingten Nebenwirkungen und die psychosozialen Einflüsse auf den Krankheitsverlauf als unauflösbares Bedingungsgefüge gesehen. Dazu kommt die allerdings nach wie vor in ihren Resultaten wenig überzeugende Untersuchung der hormonellen und immunologischen Bahnen, auf denen Psychisches in Krebsgeschehen übergehen soll. Die Vorläufigkeit dieser Befunde ist nicht verwunderlich, bleibt doch auch die Biologie der Krebsentwicklung selbst noch weitgehend rätselhaft. Am wenigsten ist über die Möglichkeiten der psychischen Vorbeugung beim Krebs bekannt. Gibt es schützende psychische Mechanismen auch bei Krebsleiden? Dies würde erklären, warum manche Menschen trotz gleicher Erbbelastung, gleicher Umweltbelastung und gleichem gesundheitsschädigenden Verhalten gesund bleiben bzw. nur sehr spät und mit eher günstigem Verlauf erkranken. Beginnen wir gleich mit dieser kontrovers diskutierten und interessanten Frage.

## 1. Krebspersönlichkeit, Krebsfamilie – Scheinwahrheiten verschleiern den wahren Kern

Die literarische Selbstdarstellung eines Krebskranken, das Buch „Mars“, wurde von einem bekannten schweizerischen Schriftsteller im Anschluß an eine eigene Krebserkrankung unter dem Pseudonym Fritz Zorn veröffentlicht. Dargestellt sind die Nöte der eigenen inneren Entwicklung und die Verstrickungen in einer als kalt, lieblos und fordernd erlebten Familie:

„Ich bin jung und reich und gebildet; und ich bin unglücklich, neurotisch und allein. Ich stamme aus einer der allerbesten Familien des rechten Zürichseeufers, das man auch die Goldküste nennt. Ich bin bürgerlich erzogen worden und mein ganzes Leben lang brav gewesen. Meine Familie ist ziemlich degeneriert, und ich bin vermutlich auch erblich belastet und milieugeschädigt. Natürlich habe ich auch Krebs, wie es aus dem vorher Gesagten eigentlich selbstverständlich hervorgeht.“

Beschrieben wird hier die Krebserkrankung als Teil eines unglücklichen Lebens. Es geht um Menschen, die anfällig sind für den Verlust der wenigen ihnen verbliebenen, allein hoffnungsvermittelnden Schlüsselpersonen. Mindestens so schwerwiegend wie der physische Verlust oder die aufgezwungene räumliche Trennung ist der Verlust durch Enttäuschung oder Verrat. Solche Formen innerer und äußerer Abhängigkeit entwickeln sich früh im Leben. Das Urvertrauen, die positive halt- und orientierunggebende verinnerlichte Bindung, das innere Bild wichtiger Menschen, vor allem der Eltern, ist frühzeitig und nachhaltig gestört. In solch gestörten Bindungsentwicklungen soll Inneres durch Äußeres ersetzt werden. Der Mensch bleibt damit anfällig und störbar. Solch äußere Ersatzbeziehung läßt sich nur mit großem emotionalen Aufwand herstellen und macht im eigentlichen Wortsinn abhängig. Beziehungskatastrophen bleiben nicht aus. Neue Beziehungen werden furchtsam und mißtrauisch aufgenommen und gestalten sich von vorneherein schwierig.

Die Familie selbst bringt in „Mars“ solches Elend hervor und muß es ertragen. Oft sind nur Rudimente einer Kernfamilie erkennbar, zu vieles ist früh und anhaltend emotional und physisch zerstört worden: Der Vater lief weg. Die Mutter zog sich in psychiatrische Hospitäler zurück, bevor sie sich umbrachte. Kinder sollten helfen und waren überfordert, hielten sich vielleicht aneinander fest, wenn die Eltern versagten. Eigenes Leben wird gesucht oder aufgegeben, eine Familie im positiven Sinn kommt jedenfalls nicht zustande. Andere finden aus solcher Erfahrung einen Ausweg. Sie schließen sich vor der Gefahr zusammen und bleiben lebenslang aufs engste verbunden. Außenstehende bleiben Außenseiter und verschwinden immer wieder nach kurzer Zeit ebenso unbemerkt, wie sie gekommen waren. Die Regeln des Überlebens werden allen früh vertraut: Wir sind eine Einheit. Was einem zustößt, betrifft alle anderen. Keiner ist sich selbst der Nächste. Um andere zu retten, wird eigenes Leben geopfert. Streit, Konflikte, jede Störung der Harmonie gefährden das Zusammenleben und müssen um jeden Preis vermieden werden. Veränderungen, Neues, schwer Vorhersagbares wird vermieden und aufgeschoben, solange und wann immer es geht. Vernunft und Verstand helfen, die Ruhe zu bewahren, Gefühle bringen nur alles durcheinander, sie belasten und sind gefährlich.

Soweit ist den Literaten zu folgen, und viele Falldarstellungen weisen in eine ähnliche Richtung. Beispiele sind jedem aus dem Alltag vertraut, und viele stimmen zu, daß so ein Mensch, wie er in „Mars" geschildert wird, nicht gesund bleiben kann. Nur was hat das Ganze mit der Entstehung von Krebsleiden zu tun? Was sagt die Wissenschaft? Die Ergebnisse sind sehr eindeutig: Alle Versuche, Literatur, Überlieferung und Alltagserfahrung in Psychometrie, also in kontrollierte, vorausschauende Beobachtungs- oder Behandlungsforschung zu übersetzen, sind nach wissenschaftlichen Regeln unvollkommen geblieben. Der Nobelpreis für die Entschlüsselung der psychologischen Anteile bei der Krebsentstehung bzw. für die Entwicklung und Erprobung wirksamer psychologischer Methoden der Krebsheilung ist bisher nicht vergeben worden. Die bislang einzigartigen Forschungen des jugoslawischen Soziologen und Ethnologen Ronald Grossarth-Maticek, der als einziger die skizzierte krebsanfällige Persönlichkeit sowie eine diese Krebspersönlichkeit verändernde und die Krebserkrankung heilende Psychotherapie fand, endeten im größten Skandal, den die psychosomatische Forschung bislang hervorgebracht hat: Es wurde betrogen, die Daten sind nach Meinung internationaler Experten gefälscht, die Studien haben in der publizierten Form niemals stattgefunden (Fawzy et al., 1995).

Was bleibt, sind viele Hypothesen und Hinweise, daß psychosoziale Faktoren die Krebsentstehung und den Krebsverlauf beeinflussen und daß diese Einflüsse durch psychologische Maßnahmen zu überwinden sind, die zu deutlichen, die Überlebenszeit verlängernden Verbesserungen des Krankheitsverlaufes führen können.

Was auch bleibt, ist die Gewißheit, daß psychosoziale Einflüsse die allgemeine Krankheitsanfälligkeit mindern oder erhöhen können, daß psychosoziale Einflüsse allgemeine, hormonelle und immunologische Veränderungen nach sich ziehen und daß diese wohl, zusammen mit anderen angeborenen und erworbenen biologischen Anfälligkeiten, mit darüber entscheiden, bei welchen Menschen welche Krankheit entsteht und welchen Verlauf diese Krankheit bei gleicher biologischer Behandlung nimmt.

Begriffe wie „Krebspersönlichkeit“ und „Krebsfamilie“ sind unsinnige Konstrukte, beruhend auf einer Voreingenommenheit bestimmter Forscher. Sie sind Ausdruck eines falschen, pseudobiologischen Denkens, das sozusagen nach dem psychischen „Erreger“ der Krebskrankheit sucht und Schaden stiftet bei den Kranken, indem sie sie verunsichern und durch Schuldgefühle belasten. Deshalb sind diese Vorstellungen zugunsten der Erforschung der allgemeinen biopsychosozialen Wechselwirkungen aufgegeben worden, wie wir sie u.a. am Beispiel der koronaren Herzkrankheit dargestellt haben.

## 2. Psychoneuroimmunologische Spekulationen

Die Fortschritte der Molekularbiologie und der Immunologie haben in den letzten Jahrzehnten große Hoffnungen geweckt, der Krebsentstehung auf die Spur zu kommen. Neuartige Eingriffe in die gestörten Prozesse der Zellvermehrung sollte die Gentherapie ermöglichen. Durch die Einsicht, daß die humorale und zelluläre Körperabwehr von hormonellen Regulationen abhängt, die durch die komplizierten Wirkzusammenhänge zwischen Hypothalamus, Hypophyse und Nebenniere zentralnervösen Einflüssen unterliegen, wurde der Weg für eine psychobiologische Krebsforschung gebahnt, die in ihren Annahmen für eine weite Öffentlichkeit sehr plausibel und attraktiv ist. Das Erregermodell ist damit durch das Modell einer gestörten Körperabwehr ersetzt worden. Viele Menschen wissen zwar, daß ihr Immunsystem durch Umweltbelastungen, Ernährungsgewohnheiten und Streßfaktoren gestärkt oder geschwächt werden kann. Was die meisten Menschen aber nicht wissen, ist, daß ihr Immunsystem durch vielfältige parallele Anlagen und Regulationsmechanismen nahezu perfekt gegen äußere und innere Störungen abgeschirmt ist bzw. daß die Messung auch noch so vieler Einzelwerte (Parameter) der verschiedenen Zellfunktionen oder der vielfältigen Botenstoffe keine linearen Zusammenhänge erschließt. Auch wenn die natürliche Killerzellaktivität bei vielen Menschen nach dem Verlust eines Ehepartners geschwächt ist, auch wenn wir wissen, daß die Krankheitsanfälligkeit bzw. Sterblichkeit im Jahr nach dem Verlust des Ehepartners um ein Vielfaches gesteigert ist, so fehlt dennoch der schlüssige Beweis dafür, daß dieser eine Parameter, so suggestiv der Begriff „Killerzelle“ auch sein mag, die Krebsentstehung oder das Krebswachstum wirklich beeinflußt. Das ganze Immunsystem ist eben mehr als die Summe einzelner Meßwerte, und die Messung der im Blutserum beobachtbaren Aktivitäten gibt keinen Aufschluß darüber, was tatsächlich an und in der einzelnen, zum Krebs mutierten Zelle geschieht.

Warum dieser wissenschaftliche Skeptizismus? Überwiegen die positiven Hinweise nicht längst gegenüber den Zweifeln? Selbstverständlich. Nur, eine kurzschlüssige Analyse, ein mechanistisches lineares Kausalmodell würde die Psychosomatik unweigerlich auf den Irrpfad der Medizin des 19. Jahrhunderts führen, den die heutige biologische Medizin längst verlassen hat. Deshalb muß vor zu weit reichenden psycho-neuro-endokrino-immunologischen Spekulationen gewarnt werden. Stattdessen gilt es, sich der Vielzahl faszinierender und überzeugender Einzelbefunde zu stellen, die alle beweisen, daß unser Immunsystem ein Kommunikationsorgan, gewissermaßen ein sechster Sinn, von bislang unvorstellbaren Ausmaßen ist.

## 3. Die Verarbeitung und der Verlauf eines Krebsleidens sind untrennbar miteinander verbunden

Oft wird unterschieden zwischen psychologischen Hilfen zur Bewältigung eines Krebsleidens und psychologischen Behandlungen, welche der Krankheit selbst einen günstigeren Verlauf geben sollen. Dies mag im Einzelfall eine richtige und hilfreiche Unterscheidung sein. Bei allgemeinerer Betrachtung werden wir jedoch feststellen, daß beide Aspekte unauflösbar verbunden sind und nur unterschiedliche Betrachtungswinkel darstellen: Ein ungünstiger Krankheitsverlauf stellt die Bewältigungskräfte am stärksten auf die Probe, und ein Scheitern an der Krankheit, verbunden mit psychischen, familiären und sozialen Belastungen, mit Verzweiflung, Isolierung und Rückzug, wird den Krankheitsverlauf negativ beeinflussen. Dies geschieht nicht nur, wenn notwendige Behandlungsmaßnahmen unterbleiben (Compliance), sondern auch durch direkte psychosomatische Einflüsse. Der „Kampfgeist", das Gefühl, der Krankheit begegnen zu können und darin von anderen unterstützt zu werden, bietet besonders günstige Heilungsvoraussetzungen (Greer, 1985).

Was folgt daraus für den einzelnen, die Angehörigen und die für die Behandlung Verantwortlichen? Es muß bei jedem Patienten ergründet werden, auf welche Weise die Krankheitsverarbeitung und der Krankheitsverlauf zusammenhängen. Besteht eine positive, entwicklungsförderliche oder eine negative, entwicklungsbeeinträchtigende Wechselwirkung? Die dazu notwendigen, verständnisfördernden Informationen sind nicht schwer zu erlangen:

Bei Frau Schlupf entpuppt sich im 42. Lebensjahr ein verdächtiger Knoten als Brustkrebserkrankung im frühen Stadium. Der Hausarzt kennt sie lange. Er weiß, sie hat es nicht leicht gehabt in ihrem Leben. Drei Kinder (zwischen 19 und sieben Jahre alt) stammen aus drei Ehen. Die erste zerbrach früh, noch während ihres Studiums, die zweite vor drei Jahren, als der Mann sich einer jüngeren Kollegin zuwandte. Sie hat nun einen neuen Partner, der sich aber mit ihren Kindern nicht versteht. Halbtags arbeitet sie als Apothekerin, weil das Geld sonst nicht reicht. Auf die Mitteilung der Krebsdiagnose reagiert sie mit Erstarrung. Sie hätte es schon geahnt. Im weiteren Gespräch: wer wird sich um die Kinder kümmern, wenn sie es nicht mehr kann? Was wird ihr neuer Partner sagen? Sie hat gewaltige Angst, reißt sich aber zusammen.

Die Stationsärztin weiß von alldem nichts. Frau Schlupf ähnelt vielen Frauen in gleicher Lage. Ruhig und gefaßt läßt sie sich über die Behandlung informieren, stimmt zu und übersteht den Eingriff gut. Bei den postoperativen Visiten wirkt sie unnahbar, wie entrückt. Auf Fragen der Stationsärztin, wie es ihr geht, reagiert sie ausweichend, sich selbst beschwichtigend: wird schon alles wieder werden. Gelegentlich kommt ihr Partner zu Besuch, bleibt aber nicht lang. Einmal erscheinen die beiden Ältesten, danach weint sie. Die Bettnachbarin ruft die Schwester. „Es geht schon wieder, ich will nicht, daß die Kinder zuviel mitkriegen." Dem Hausarzt erscheint sie nach der Entlassung verändert. Eine Anschlußkur lehnt sie mit den Worten ab, sie sei ohnehin schon zu lange fortgewesen.

Bei den Nachsorgeuntersuchungen hat sie große Angst, geht aber gewissenhaft hin. Dann überstürzen sich die Ereignisse: Der Partner zieht von heute auf morgen aus. Er hatte die ganze Zeit heimliche Kontakte mit seiner Exfrau, mit der er sich inzwischen aussöhnte. Er wollte Frau Schlupf während der Krankheit nicht unnötig belasten, jetzt komme sie sicher zurecht. Er halte dies Doppelleben nicht aus. Die Kinder sind erleichtert. Die Älteren ahnten es schon lange, wollten die Mutter aber nicht belasten. Sie machen sich Sorgen, wie die Mutter weiterleben wird. Die Jüngste hat viel Angst, sie kann nicht mehr alleinsein. Ein gemeinsames Gespräch mit einem Familientherapeuten findet auf Anraten des Hausarztes statt. Alle hören, was sie schon wußten, daß Frau Schlupf selbst eine sehr schwere Kindheit hatte. Als älteste Tochter wurde sie vom autoritären Vater mißhandelt, blieb ohne Hilfe von der eigenen Mutter, die sich mit drei Kindern nicht zu trennen wagte. Ihren Kindern sollte es anders gehen, das sei ihr nicht gelungen. Sie macht sich Vorwürfe, vor allem wegen der Jüngsten. Die Großen kämen schon durch. Ohne die Kinder wäre sie wohl nicht mehr am Leben. Mehrere Familiengespräche schließen sich an. Der Kleinsten wird eine Therapie vermittelt. Frau Schlupf setzt die Gespräche allein fort. Die Kinder kommen nur noch in großen Abständen dazu.

Ohne auf die Einzelheiten der Behandlung einzugehen, macht das Beispiel deutlich, was allen, die an der Entwicklung dieser Frau Anteil nahmen, längst klar war: Krankheit und Lebensgeschichte sind unauflösbar verbunden. Die Krankheit belastet ein ohnehin schwieriges Leben zusätzlich, und das schwierige Leben wirkt sich gesundheitsschädigend aus. Diese Zusammenhänge zu erschließen ist nicht das eigentliche Problem, sondern den negativen, krankheitsfördernden und bewältigungserschwerenden Zirkel aufzulösen. Was sollen Frau Schlupf und ihre Kinder denn anderes tun? Wie anders als auf die skizzierte Weise sollen sie mit ihrem Schicksal fertigwerden? Es kann doch nicht jeder Krebspatient zum Therapeuten gehen! Mitnichten. Aber es kann auch nicht angehen, daß alle Beteiligten dem so tragischen Schicksalsverlauf einfach zuschauen.

Bewältigung und Verlauf der Krankheit sind unauflösbar verbunden, doch darin liegt nicht nur ein Risiko (daß alles so weitergeht oder noch schlimmer wird), sondern dieser Zusammenhang birgt auch eine große Chance, die in der Familie Schlupf von mehreren Beteiligten erkannt und wahrgenommen wurde: Wenn es gelingt, mit der Krankheit anders umzugehen als mit den bisherigen Schicksalsschlägen, wenn das bislang lebensbestimmende Muster von Hoffnung auf rettende Partner, von anschließender Enttäuschung und von Selbstvorwürfen oder Selbstaufopferung unterbrochen wird durch Besinnung auf die eigenen Lebensmöglichkeiten, durch das Akzeptieren unabwendbaren Unglücks und durch das Wahrnehmen entwicklungsförderlicher Hilfen, dann ist bereits der erste Schritt aus dem negativen Zirkel heraus getan. Wenn sich diesem weitere Schritte in der gleichen Richtung anschließen, sobald erste neue konstruktive Erfahrungen gemacht werden – „Ich kann, ich darf, ich bin nicht allein" –, dann ist eine konstruktive Entwicklung eingeleitet. Das bisherige lebenszerstörende Muster verliert seinen Sinn, anderes wird denk- und erlebbar.

Weil wir wissen, in welchem Umfang ein solch destruktiver Zusammenhang von fehlgelaufener Krankheitsverarbeitung und beeinträchtigtem Krankheitsverlauf beim Krebs vorkommt, und weil allen Beteiligten die Zusammenhänge auf so schmerzliche, unabweisbare Art bewußt sind, gewinnen die heute so verbreiteten Bewältigungsangebote eine große Bedeutung, wie umgekehrt die heute so verbreiteten Versuche psychotherapeutischer Beeinflussung der Krebskrankheit auch der Krebsbewältigung Rechnung tragen. Bei all diesen Überlegungen muß den Besonderheiten der verschiedenen Krebsformen mit ihren jeweils sehr unterschiedlichen Folgen für den Erkrankten und ihren unterschiedlichen medizinischen Gegebenheiten natürlich Rechnung getragen werden.

## 4. Psychosomatische Besonderheiten der häufigsten Krebsformen

Bisher habe ich immer wieder von „der" Krebskrankheit gesprochen. Dies war zulässig, solange wir uns auf die allgemeinen Grundlagen beschränkten. Jetzt, wo wir die Krebsfolgen fokussieren, müssen wir berücksichtigen, daß wir es mit einer Vielzahl ganz unterschiedlicher Leiden zu tun haben.

Am häufigsten sind bei Männern und Frauen Krebserkrankungen der Verdauungsorgane. Magen- und Pankreaskrebs sind durch eine besonders schlechte Überlebensaussicht bestimmt, dem Tod gehen meist sehr beeinträchtigende Operationen und belastende Behandlungen voraus. Diese Patienten sind bislang wenig von der Psychoonkologie beachtet worden. Anders dagegen die Krebserkrankungen des Dick- und Enddarms. Hier sind wesentliche Anstrengungen unternommen worden, durch Vorsorge und organerhaltende Operationen den Patienten einen künstlichen Darmausgang (Anus praeter) zu ersparen. Aber selbst wenn ein solcher unumgänglich ist, sind die Hilfsangebote beachtenswert. Stomatherapeuten besuchen die Patienten vor und nach der Operation und machen sie mit den heute entwickelten Hilfsmitteln vertraut. Begleitende Studien zeigen gewaltige Fortschritte im Hinblick auf eine bessere Bewältigung dieser früher am schwersten beeinträchtigenden, sozial isolierenden Eingriffe. Eine Selbsthilfegruppe dieser Patienten ist seit Jahrzehnten tätig (Ilco).

Der Brustkrebs der Frau ist bislang am intensivsten psychoonkologisch untersucht worden. Die Belastungen der Amputation wurden in den vergangenen Jahren durch brusterhaltende und rekonstruierende Maßnahmen gemildert. Die Frauenselbsthilfe nach Krebs ist eine der ältesten Patientenvereinigungen, die emotionale Unterstützung, praktische Tips und Hilfen geben. Bei Brustkrebserkrankten sind auch die bislang eindrucksvollsten Hinweise auf die verlaufsbestimmende Wirkung psychosozialer Belastungen gefunden worden. Die die Überlebenszeit verlängernde Wirkung psychotherapeutischer Hilfen scheint hier selbst in fortgeschrittenen Stadien nachgewiesen (Spiegel, 1984).

Die Bronchialkrebserkrankung nimmt bei Frauen zu. Vermutet wird, daß Frauen heute häufiger Zigaretten rauchen. Dies ist zugleich eine Besonderheit dieser Krebsform, daß eben der Hauptrisikofaktor seit Jahrzehnten jedem bekannt ist und doch so oft ignoriert wird. Dagegen sind große Erfolge in dem Bemühen erzielt worden, das Zigarettenrauchen zumindest aus der Öffentlichkeit zu verbannen. Eine Raucherentwöhnung ist zwar möglich, wird aber nur begrenzt wahrgenommen und hält nicht lange an. So kommt es, daß viele, die am oft besonders qualvoll zum Tode führenden Bronchialkrebs erkranken, von offenen oder verdeckten Schuldgefühlen oder Schuldvorwürfen geplagt werden. Auch beim Bronchialkrebs gibt es Hinweise auf die entstehungs- und verlaufsbeeinflussende Wirkung psychosomatischer Faktoren wie auf die die Überlebenszeit verlängernde Wirkung psychologischer Hilfen. Einzigartig blieb bisher der Hinweis, daß untaugliche psychologische Gespräche in belastungsreichen Stadien (kurz vor der Operation) bei einem fortgeschrittenen Tumorstadium die Überlebenszeit sogar verkürzen können. Wenn auch nicht beweiskräftig, sollte dieser Hinweis doch als Warnung genommen werden (Wirsching, 1988).

Die verschiedenen Leukämieformen bringen besonders belastungsreiche medikamentöse Behandlungen (Chemotherapie) mit sich, weshalb psychologische Maßnahmen helfen sollen, die schwerwiegenden Nebenwirkungen (Erbrechen und Schwindel), die sich oft schon beim Anblick oder Geruch der Medikamente einstellen, zu mindern. Eine besondere Herausforderung ist auch die für Patienten und Spender belastungsreiche und in ihrem therapeutischen Erfolg sehr schwankende

Knochenmarkstransplantation, die vielerorts psychologisch begleitet wird.

Dies gilt auch für andere Transplantationen, insbesondere der Leber, wo der Wettlauf mit der Zeit (anders als bei Nieren- und Herztransplantationen bestehen kaum Überbrükkungsmöglichkeiten) und die nebenwirkungs- und belastungsreiche anschließende Dauerbehandlung mit Immunsuppressiva (Medikamente, die die körpereigenen Abwehrkräfte unterdrücken) im Mittelpunkt stehen.

Die größten Erfolge und die längste Tradition psychoonkologischer Maßnahmen gibt es bei der Behandlung von krebskranken Kindern und ihren Familien. Deren Schicksal hat auch in der Öffentlichkeit immer wieder größte Unterstützung erfahren. Waren vor wenigen Jahren noch fast alle Kinder dem Tod geweiht, so kann heute durch sehr eingreifende, aber auch wirksame Chemotherapie bei bestimmten Leukämien das Leben von über 80% der kranken Kinder gerettet werden. Allerdings führen Krankheit und Behandlung die jungen Patienten, ihre Familien und die Behandler regelmäßig an die Grenzen ihrer Bewältigungskräfte. Psychologen und Sozialarbeiter gehören deshalb in fast allen Kliniken zum festen Bestand. Sie leisten Einzelbetreuung, Familiengespräche, Begleitung des medizinischen Personals (Teamsupport). Sogenannte Familienhäuser, in denen u. a. psychologisch betreut wird, geben den zu den Behandlungszyklen Anreisenden Schutz und Halt. Die pädiatrische Onkologie ist der erste und bislang einzige Teil unseres Gesundheitssystems, in dem psychosoziale Maßnahmen bei einer körperlichen Krankheit zur Regelversorgung gehören, also finanziert werden und im Behandlungsbudget vorgesehen sind, ein gewaltiger Fortschritt für die Kinderheilkunde, ein Armutszeugnis für die übrige Medizin.

## 5. Was tun? Selbsthilfe auch in Gruppen, Rat und Hilfe in der Medizin und aus der Psychologie

Wir hörten, daß es der Mehrzahl der Menschen gelingt, der Lebenserschütterung eines Krebsleidens seelisch und körperlich standzuhalten. Wie ist dies möglich? Wie hilft sich der einzelne, wie haben sich unsere Medizin und unsere Gesellschaft auf ein Schicksal vorbereitet, das jedem Vierten im Laufe seines Lebens widerfährt?

Ohne Frage, das meiste vollbringen die Betroffenen selbst, unterstützt von ihren Nächsten, der Familie, den Freunden. Schwierigkeiten entstehen, wenn die inneren Kräfte und das äußere Unterstützungssystem erst in der Stunde der Not entwickelt werden sollen. Glücklich ist, wer, beginnend mit der frühen Entwicklung, erfahren hat, Angst und Ohnmacht konstruktiv zu widerstehen, Zeichen der Überforderung richtig zu deuten, Hilfe zu suchen und Hilfe angeboten zu bekommen. Lebensüberraschungen sind immer möglich, in jedem Alter; häufiger aber ist die Lebenskontinuität. Tragisch ist die Hilflosigkeit gerade der Hilfsbedürftigen, deren Verzweiflung das vorausgeahnte Schicksal herbeifördert, die erstarren, darin versinken, aufgeben. Von allen Beteiligten verlangt die Krebskrise Neues: Was ist wichtig, was nützt, was schadet, wie sich verhalten, wie sich entscheiden angesichts der sich oft überschlagenden Ereignisse und der lebensentscheidenden Optionen, die die Medizin dem mündigen Patienten zur Mitentscheidung vorlegt? Patientenautonomie ist hier das Zauberwort, ist Chance und Bürde zugleich.

Autonomie fördernd und darin emanzipatorisch wirkt die Selbsthilfe der Betroffenen: voneinander lernen, Informationen, Unterstützung, Vorerfahrungen in Gruppen vermitteln. Nach schwierigen Anfangsjahren haben sich Ärzte und Patienten versöhnt und können voneinander profitieren. Informationsmaterial, Anlaufstellen und Betreuungskontakte vor schwierigen Eingriffen bekanntgeben, zusammenrücken im Kreise der Eltern, wenn abends das Programm der Kinderkrebsstation endet, um nicht am fremden Ort nach einem spannungsreichen Tag alleinzubleiben. Aber auch keine Front bilden gegen die Ärzte, gemeinsam die Interessen an der bestmöglichen Behandlung wahrnehmen, zu der jeder seinen Teil beiträgt.

Der Hauptort der Krebsbehandlung, der Wiederherstellung

des Körpers, der Seele und des Alltagslebens, aber auch der Ort des Sterbens, ist und bleibt die Medizin. Die dort tätigen Ärzte und Pflegepersonen sind am erfahrensten in allen Fragen, die von den Betroffenen erstmals und immer wieder neu entdeckt und gelöst werden müssen. Die dort Tätigen sind Beteiligte und Betroffene zugleich. Sie müssen unter hohem emotionalen Druck, oft zusätzlich belastet durch komplizierte Entscheidungsverantwortung und unter Zeitdruck, bestimmt durch die Rahmenbedingungen heutiger Maximalmedizin, auch noch mit Forschungsqualifikationszwängen fertigwerden. Es entwickelt sich daraus schnell eine nicht mehr reflektierte Routine, die Abwehrmechanismen in Gang setzt, wie etwa Verdrängung und Verleugnung. Diese sind in bestimmtem Umfang, zu bestimmten Zeiten des Krankheitsprozesses und für bestimmte Zielsetzungen wichtig, richtig und überlebensnotwendig, aber eben nur dann. Schwierigkeiten entstehen für alle Beteiligten, wenn solche Einseitigkeit nicht mehr das Ergebnis einer bewußten Entscheidung ist, sondern zum Zwang wird. Darunter leidet die heutige Krebsmedizin. Mit diesem Ergebnis selbst organisierter Systemzwänge kämpfen in dieser Medizin Tätige an vielen Orten. Dem Grauen einseitiger, beschränkter und nur noch dem System, nicht mehr den in ihm lebenden Menschen verpflichteten Medizin einerseits und des Krebselends andererseits entfliehen viele. Fast alle Krebspatienten flüchten oder schleichen zeitweise in die Alternativmedizin, wo sie Heilung, Rettung durch Ganzheitlichkeit suchen. Viele stellen dann fest, daß sie dort keine echten Alternativen finden, sondern nur neue Formen der Beschränkung und Einseitigkeit, gewissermaßen das Gleiche in Grün.

Die Integration biologischen, psychologischen und sozialen Denkens und Handelns ist in der Krebsmedizin, wie in der übrigen Medizin, notwendig und möglich. Dies belegen zahlreiche Beispiele in allen Ländern dieser Erde. Ihre Vorteile sind durch jederzeit zugängliche Alltagserfahrungen, empirische Forschung und durch die Theorie Humaner Medizin belegt. Daß sie heute zwar nicht mehr einen Außenseiter- wohl aber einen Ausnahmestatus hat, beruht auf den verschiedenen

Mechanismen, mit denen sich das bestehende System abgesichert hat. Die Ausbildung der Medizinstudenten und die an das Studium anschließende Weiterbildung der Fachärzte sind naturwissenschaftlich orientiert. Die ökonomischen Systemregeln sehen die Finanzierung jedes nur denkbaren naturwissenschaftlich-technischen Fortschritts vor, sie verweigern jedoch (mit Ausnahme der Kinderonkologie) die Finanzierung auch der selbstverständlichsten und bewährtesten psychosozialen Hilfen. Ein unvorstellbares Umschulungs-, Umstrukturierungs- und Umverteilungsprogramm wäre nötig, würde aber eine ganze Ärztegeneration und vermutlich einen der größten Industriezweige ins Chaos stürzen und die Öffentlichkeit verwirren und ängstigen, denn die Krankheiten bleiben ja bestehen, weshalb es auf Dauer bei begrenzten Modellversuchen bleibt.

Als Kompromißlösung werden Psychologen und Sozialarbeiter hinzugezogen, um die Patienten, ihre Angehörigen und die Behandler zu beraten und zu unterstützen. Das System wird dadurch zwar noch komplexer (auch teurer), es drohen weitere Aufspaltungen, teilweise auch Ausgrenzungen, aber letztlich ist dies immer noch besser als nichts. Das Repertoire der Möglichkeiten ist eindrucksvoll: Patientenschulung, Streßbewältigung, Training gegen Nebenwirkungen, gruppen-, einzel-, familientherapeutische Angebote zur Konfliktbewältigung, zur Veränderung von Denk- und Verhaltensmustern und zur Mobilisierung körpereigener Abwehrkräfte stehen bereit. Vieles ist überprüft, das meiste unbewiesen und manches auch Scharlatanerie. Der einzelne Patient, die Familienangehörigen oder Ärzte sind überfordert und orientierungslos. Rat und Hilfe geben die psychosozialen Mitarbeiter krebsbehandelnder (onkologischer) Einrichtungen, einige psychosozial und biomedizinisch qualifizierte Ärzte in Kliniken und Praxen und sehr wenige, psychoonkologisch erfahrene Psychotherapeuten.

# VI. Rheuma

In diesem Kapitel werde ich versuchen, jene riesige Gruppe sehr unterschiedlicher und in sich verschiedener Krankheiten zu besprechen, die im Alltag oft als Rheuma bezeichnet werden. Dazu gehören die oft schwerste Behinderung nach sich ziehende, immunologisch und entzündlich bedingte Rheumatoide Arthritis (auch „primär chronische Polyarthritis" genannt), die völlig rätselhaften, mal mehr der psychischen oder mehr der somatischen Seite zugerechneten Fibromyalgien (auch „Weichteilrheumatismus" genannt) und der akute und chronische Rückenschmerz („Lumbago" oder „Ischialgie", volkstümlich auch „Ischias" oder „Hexenschuß" genannt). Alle drei Syndrome – weggelassen wurde bewußt das rheumatische Fieber, eine heute seltene Infektionskrankheit bekannter Ursache (Streptokokken) mit in der Regel guter antibiotischer Behandelbarkeit – bilden keine echten Krankheitseinheiten mit gleichen Ursachen und Behandlungsformen. Ihre Gemeinsamkeit liegt in den großen und lang andauernden Schmerzen sowie in den Einschränkungen des Bewegungsapparates. Diese Leiden stehen an der zweiten Stelle aller primärärztlichen Konsultationen. Sie sind mit dafür verantwortlich, daß 5–7% der Bevölkerung unter chronischen Schmerzen leiden und daß jährlich eine Million Kilogramm Schmerzmittel von Ärzten verordnet werden, die Selbstmedikation nicht mitgerechnet. Die Kosten, die der Gemeinschaft durch rheumatische Erkrankungen entstehen, werden auf jährlich 30–40 Milliarden DM geschätzt. Alle drei Syndrome sind seit Beginn der Psychosomatik Gegenstand leidenschaftlicher, spekulativer und bis heute unbefriedigender Debatten.

## 1. Schmerz und Behinderung

Im Alltagsverständnis werden nicht selten „echte" mit körperlich verursachten und „eingebildete" mit psychisch verursachten Schmerzen gleichgesetzt. Diese Gleichsetzung beruht auf einem Mißverständnis der Mechanismen der Schmerzentstehung und der Schmerzwahrnehmung (Egle und Hoffmann, 1993). Zugrunde liegt dieser Zweiteilung ein „Einbahnstraßen-Modell" der Schmerzentstehung, demzufolge der Schmerzreiz in der Körperperipherie entsteht und über Umschaltung im Rückenmark an die Schmerzzentren im Gehirn weitergeleitet wird. Heute wissen wir, daß gleiche, für den Leidtragenden nicht unterscheidbare Schmerzgefühle auf allen drei genannten Ebenen (Peripherie, Rückenmark, Gehirn) entstehen und verschwinden können. Zu- und auch ableitende Nervenbahnen, Rückenmarks- und Gehirnkontrollsysteme entscheiden zusammen mit kognitiven Bewertungsprozessen und endokrinen, körpereigenen Botenstoffen oder Schmerzhemmern (Endorphine) darüber, ob und in welcher Stärke Schmerz empfunden wird. Fremd- und Autosuggestion, Akupunktur und Placebo, entfalten auch experimentell nachgewiesene schmerzerregende oder schmerzbeseitigende Wirkungen.

Für den Patienten und seine Behandler entsteht, wenn sie diese Komplexität nicht kennen, oder nicht akzeptieren, ein typisches Dilemma, wie es sonst in der Psychosomatik nicht dramatischer ausfallen kann: Ist der Schmerzpatient glaubwürdig oder nicht? Mit oder ohne Befund? Durch eigenes oder fremdes Verschulden? Soll er sich schonen oder zusammenreißen? Ist er Invalide oder nur behindert? Im Grunde geht es um die Frage: Echter Patient oder Simulant? Beliebt sind Schmerzpatienten jedenfalls nicht und dies um so weniger, je weniger sie sich „wirklich" helfen lassen wollen. Einige Schmerzkranke werden mürrisch, mißtrauisch und gereizt, andere unterwürfig, überangepaßt, gehemmt. Beschrieben und interpretiert wurde in der Fachliteratur beides, vor allem auch im Hinblick auf die hier besonders üppig wuchernden psychogenetischen Spekulationen. Am Ende steht irgendwann die Entlassung (oder der Ausschluß) aus dem Erwerbsleben, diese erfolgt entweder ehrenhaft, wenn Körperliches in hinreichendem Umfang „gefunden" wurde, oder resignativ, vom Mediziner aufgegeben und sich selbst aufgebend. Wem nichts fehlt, dem mag der Grad der Minderung der Erwerbsfähigkeit als Ausweis der Schwere seines Leidens gelten, dem mag die meist spärliche Rente als Trostpflaster dienen oder als Schweigegeld, damit er die Medizin endlich in Ruhe läßt. Irgendwann enden jedenfalls die Bemühungen. – Schmerz und Behinderung gehören zusammen, sie bilden eines der trostlosesten Kapitel moderner Medizin.

## 2. Unterschiedliche Ursachen

Das bisher Gesagte muß differenziert werden. Betrachten wir die rheumatoide Arthritis: Eine chronische Entzündung der Gelenkinnenhaut in Schüben auftretend oder permanent fortschreitend, manchmal (ca. in der Hälfte der Fälle) auch leicht im Verlauf, führt zu Verkrüppelungen und Bewegungseinschränkungen, die für jeden 10. bis 20. Patienten im Rollstuhl enden. Die Krankheit selbst führt nicht zum Tode, die Medikamente, mit denen die Entzündung gestoppt werden soll, schon eher. Angeborene Dispositionen spielen eine Rolle, der Rest bleibt im Dunkel, das von psychosomatischen Erklärungstheorien nicht hinreichend erhellt wird. Eines zieht sich durch alle psychosomatisch orientierten Untersuchungen: Hier sind die Gütigen, Freundlichen, Geduldigen versammelt, selbstlos bis zur Aufopferung, aggressionsgehemmt bis zur Harmonisierung. Kein Wunder, sie haben mit Rheumafaktoren, Entzündungsparametern und Gelenkzerstörung am meisten von allen Rheumapatienten vorzuweisen und zu erdulden. Manches spricht dafür, daß sie sich durch die Krankheit nicht geändert haben, aber ob dies die Ursache ihrer rheumatoiden Arthritis ist?

Ihre „Gegenspieler" sind die Weichteilrheumatiker. Auch hier wogt der wissenschaftliche Streit: Körperliche Ursache oder Folge von Verspannung und Schonhaltung? Neue Untersuchungsmethoden lassen die Patienten Hoffnung schöpfen, doch zu den echten Rheumatikern zu zählen. Doch für die Behandlung hat dies keine Folgen, die bleibt pragmatisch, symptomatisch und unvorhersagbar in ihrer Wirkung. Das

Leiden des Weichteilrheumatikers ist nicht viel geringer als bei den oben Genannten, nur der Patientenstatus ist deutlich minderwertiger. Hier finden viele psychosomatische Autoren folgerichtig die mürrischen, mißtrauischen und schwierigen Patienten, denen nichts und niemand helfen kann, außer vielleicht ein Psychotherapeut, aber darauf hat der Betroffene ja nur noch gewartet. Depressiv werden viele im Laufe der Zeit. Dies ist nachgewiesen, und das Ausmaß der Depression ist eng verknüpft mit dem Ausmaß der Behinderung, eine Wechselwirkung zwischen beiden besteht wohl eher als ein Ursache-Wirkungs-Zusammenhang.

Nun zu den Dritten im Bunde, den Ischiaspatienten, den chronisch und wiederkehrend (rezidivierend) oder nur kurz und grell an Rückenschmerzen Leidenden. Hier steht die Bandscheibe im Mittelpunkt aller Diskussionen. 70% der Bevölkerung haben im fünften Lebensjahrzehnt nachweisbar Abnutzungsschäden, aber nicht alle leiden darunter, und nicht alle, die unter Rückenschmerzen leiden, haben Abnutzungsschäden. Operiert wurde dennoch sehr viel in den vergangenen Jahrzehnten. Die erhoffte Linderung trat eher zufällig ein, oft war es schon ein gutes Ergebnis, wenn die Operation keine Verschlechterung nach sich zog. Vielfach war das Operationsergebnis aber auch verheerend. Heute gelten strenge Kriterien, die nur etwa jeder 50ste Bandscheibenpatient erfüllt. Operiert wird nur, wenn tatsächlich das Rückenmark oder eine Nervenwurzel so gequetscht sind, daß ihre Funktion leidet. Dann ist allerdings auch Eile geboten. Auch hier paßt der in der Literatur postulierte psychosomatische Typus zur Problemlage. Die rebellischen Kämpfertypen, die Besserwisser und Eiferer fielen auf, Neurotiker allemal, mit narzißtisch-depressiver, zwanghafter oder hysterischer, mithin mit jeder nur denkbaren Persönlichkeitsstruktur. Hermann Hesse, der seinen Ischiaspatient-Arzt-Konflikt trotz aller Mühsal ironisierend darstellte, wird als Zeuge in eigener Sache benannt: „. . . wir begrüßten einander, wie es gesitteten Boxern ziemt. Vor dem Wettkampf mit herzlichem Händedruck. Vorsichtig begannen wir den Kampf, tasteten einander ab, probierten zögernd die ersten Schläge. Noch waren wir auf neutralem Gebiet, unser Disput ging um Stoffwechsel, Ernährung, Alter, frühere Krankheiten und troff von Harmlosigkeit, nur bei einzelnen Worten kreuzten sich unsere Blicke, klar zum Gefecht" (Hesse, 1975, zit. Uexküll, 1996, S. 884).

Fassen wir zusammen: Schmerzen im Stütz- oder Bewegungsapparat können auf verschiedenen Wegen entstehen, durch Entzündung, mechanische Reizung oder durch Vorstellungskraft. Der Schmerz hat Folgen, am lädierten Organ, in der Muskulatur und psychisch; diese Folgen können lindern oder gerade den Schmerz erhalten und verstärken, andauernd oder phasenweise, je nach Entzündung, mechanischer Schädigung oder Befindlichkeit. In der Regel kommt alles drei zusammen, entsteht ein neuer Schub oder ein Dauerzustand. Die Patienten leben mit dem Schmerz.

## 3. Leben mit dem Schmerz

Starke und andauernde Schmerzen beschädigen jedes Leben. Die Folgen sind kompliziert, medizinisch, psychisch und sozial. Medizinisch kommt es oft zum wiederholten Wechsel der Behandler und zu einer Medikamentenabhängigkeit. Dazu kommen, wiederum in Wechselbeziehung mit den Behandlern, sinnlose und schädliche, vor allem operative Behandlungen. Schließlich sind die Kosten für selbstfinanzierte, alternative Behandlungen zu nennen. Das Vertrauen zu den Ärzten leidet, jeder Behandlerwechsel bringt neue Enttäuschungen mit sich. „Wo überhaupt noch hingehen?", fragt sich der Patient. Auseinandersetzungen mit Ärzten oder Kliniken kosten Zeit, Kraft und wenn's juristisch wird, auch Geld.

Die psychischen Folgen eines schmerzbelasteten Lebens sind der Verlust an Lebensfreude und Lebensmut; dieser läßt sich in psychologischen Tests und psychiatrischen Klassifikationen in Form von Depression und Angststörungen nachweisen. Das Selbstbewußtsein, das Selbstwertgefühl, das Vertrauen in die eigenen Kräfte schwindet. Die Schmerzvermeidung durch körperliche Schonung schafft bald neue Schmerzen und wirkt selbst deprimierend, ängstigend und selbstwertmindernd.

Das schmerzbelastete Leben ist gesellschaftlich eingeschränkt: der Rückzug aus anregenden und entspannenden Aktivitäten, aus der Sexualität, der Verlust der Kontakte und des Selbstbewußtsein fördernden Arbeitsplatzes; ebenso problematisch die Rolle des Frührentners und die schmerzbelastete Beziehung zum Ehepartner, zur Familie oder zum Freundeskreis: „Kann er oder sie, oder will er oder sie gar nicht?“ „Was ist eigentlich los?“ „Wo kommt's her, wie geht's weg?“ „Ich mag nicht immer neu klagen, – wir mögen nicht immer Klagen hören.“ „Warten wir mal ab, bis es Dir besser geht, kannst Dich ja melden.“ Das von Schmerz belastete Leben ist nicht attraktiv. Mitleid ist keine gute Grundlage für eine befriedigende Beziehung.

Was tun? Hoffentlich nicht das Falsche. Statistisch-epidemiologisch ungünstig, das schmerzhafte Leben noch verstärkend, ist die Vermeidung ebenso wie das forcierte Durchbeißen, das Ablenken und Ignorieren wie das verstärkte Schmerzdemonstrieren. Nur, was soll der schmerzgeplagte Rheumatiker tun?

## 4. Dem Schmerz auf die Spur kommen

So wohltuend und entlastend es sein mag, im Leiden und Schmerz ernstgenommen und verstanden zu werden, so begrenzt ist solcher Sekundärgewinn, bietet er doch wenig mehr als ein Leben mit der Krankheit. Verheißungsvoller, aber zugleich viel schwieriger ist es, der Krankheit selbst auf die Spur zu kommen. Der Weg zu den Wurzeln führt zu den Wurzeln des Schmerzes, und dies tut weh. Hier wieder ein Beispiel:

Frau Lampedusa-Meyer hat eine ausgedehnte Fibromyalgie (Weichteilrheuma). Niemand kann ihr helfen. Die Schmerzen sind unerträglich. Ihr langjähriger Rheumatologe kann sie nur mühsam überreden, mit einem Psychotherapeuten zu sprechen. „Wie soll der mir bei den Schmerzen helfen. Vom Reden wird's auch nicht besser.“ Mißmutig, patzig beginnt sie das Gespräch. „Dr. S. schickt mich zu Ihnen, weil er sich nicht mehr zu helfen weiß.“ „Und Sie selbst?“ „Mein Problem ist die Krankheit, sonst nix.“ „Was sagt Ihr Mann dazu?“ „Nun, der versteht das nicht. Er ist Geschäftsmann, für den gibt's keine Krankheiten, es sei denn, man kommt mit dem Kopf unterm Arm. Außerdem ist er Süditaliener, die denken sowieso ganz anders.“ „Ja, wie denn?“ „Ach, das hat keinen Zweck, mit dem darüber zu reden, außerdem ist er sowieso kaum da.“ „Sie haben Kinder?“ Ja, aber sie sind schon erwachsen, die kriegen das nicht mit“. Ich will es auch nicht, die haben genug Probleme mit sich und ihrem eigenen Leben.“ „Sehen Sie sie manchmal?“ „Selten, die kommen nicht mehr ins Haus.“ „Wegen dem Vater?“ „Ach, das führt zu weit, das ist eine lange Geschichte.“ „Erzählen Sie ruhig.“ „Ja, mei, was hat das mit meinen Schmerzen zu tun?“ „Nun, leichter macht's das Ganze wahrscheinlich nicht.“ „Nein – aber ich hab' mit dem Thema abgeschlossen, ich bin froh, daß das Theater vorbei ist, wissen Sie, mein Mann und ich hätten gar nicht heiraten sollen. Ich hab' ihn bei der Arbeit kennengelernt, als Sekretärin. Er gefiel mir, aber dann wurde ich gleich schwanger. Er wollte partout nicht, daß ich's wegmache. Er war mächtig stolz darauf. Alle haben mir abgeraten, auch meine Eltern. Bei ihm war's, glaub' ich, Trotz. Er kommt aus einer reichen und einflußreichen Familie. Denen wollte er wohl was beweisen. Er ist praktisch deswegen enterbt worden. Meine Kinder und ich, wir sind dort unerwünscht. Ich war nie bei denen. Ich glaub', das hat er sich alles anders vorgestellt, aber er würde das nie zugeben, dazu ist er viel zu stolz. Aber irgendwie müssen wir's ausbaden. Mit meinen Verwandten kann er nicht viel anfangen, das sind einfache Leute, und mit den Ausländern haben die's auch nicht so. Vor allem damals, vor 20 Jahren. Für die war er immer der Itaker, das hat ihn mächtig gekränkt. Erst hab' ich noch versucht, zu vermitteln, auch bei den Kindern. Heute läuft nichts mehr, Scheidung kommt für ihn nicht in Frage. Wenn ich's täte, wär' er weg, und ich könnt' sehen, wie ich zurechtkäme, und das bei meiner Krankheit. Von ihm hätte ich nichts zu erwarten, das hat er schon gesagt. Aber was erzähle ich Ihnen da alles, wie wollen Sie mir denn helfen? Da muß ich doch wohl allein mit leben, oder? Also, was haben Sie nun für Fragen?"

Unterbrechen wir für ein kurzes Resümee: Über enttäuschtes und verfahrenes Leben berichtet diese Frau, über Loyalitäts- und Liebesverrat, Aufkündigung von Rechenschafts- und Vertrauensbereitschaft, ohnmächtige Wut in auswegloser Lage. Alle haben sich davongemacht. Frau Lampedusa-Meyer bleibt in ihrem Lebensschlamassel sitzen, lebenslänglich. Die Krankheit quält, die Krankheit erinnert an ihr Leben und blockiert jeden Ausweg, gespannter Stillstand beherrscht ihr Denken und Fühlen. Wie will, wie soll diese Frau gesund werden. Wieviel Elend und Kummer verbergen sich hinter der Krankheitsfassade. Ist sie deshalb krank geworden? Wie sollen wir das wissen. Wird sie deshalb nicht gesund? Das wollen wir wissen.

## 5. Behandlung auf mehreren Ebenen

„Nun, wie geht es Ihnen, wenn Sie mir so Schwieriges erzählen? Wird Ihnen das nicht zuviel?", fährt der Therapeut fort. „Natürlich, aber das wollten Sie doch wissen, deshalb bin ich doch hier, oder?" „Meinetwegen, erzählen Sie doch, wie es Ihnen geht mit der Krankheit, was geht gut, was könnte besser sein. Ich kenne Sie ja gar nicht." „Na, Sie sind gut, wie soll's einem denn geh'n, schau'n Sie mich doch nur an, was aus mir geworden ist. Ein Wrack." „Früher war das anders? Wann fing's denn an?" „Ach, eigentlich war's schon immer bescheiden, auch zu Hause. Die Ehe meiner Eltern war eine Katastrophe, trotzdem ein Kind nach dem anderen. Mein Vater trank viel, dann ging er auf meine Mutter los und auch auf uns Kinder. Ich war die Älteste, ich hab' versucht, die Kleinen zu schützen, auch meine Mutter. Hinterher hat sie mich beim Vater verraten. Als ich älter wurde, hat er versucht, sich an mich ranzumachen. Mein Mann war anfangs ganz anders, ein Kavalier. Nur mit dem Kind, ich war ja gerade mal 18 und lebte noch zu Hause, er war ja fast doppelt so alt, hätte mein Vater sein können. Aber jetzt sind wir schon wieder bei dem Mist gelandet." „Ja – ich merk' schon, das steckt Ihnen ganz schön in den Knochen, und oft scheinen Sie auch nicht so darüber zu sprechen. Lassen Sie uns schauen, daß es nicht zuviel wird."

Der Therapeut verhält sich stützend, strukturierend. Die Patientin fühlt sich besser. Sie wird nicht überwältigt, sie behält die Kontrolle. Das Gespräch wendet sich der Krankheit zu. Die Schmerzen traten erstmals auf, nachdem sie in einen Streit zwischen ihrem Mann und ihrer 18jährigen Tochter eingegriffen hatte. Der Ehemann hatte seine Tochter eifersüchtig bewacht, bis er feststellte, daß sie sich heimlich mit einem Jungen traf. Er wollte sie verprügeln, aus dem Haus werfen. In dieser Nacht wurde Frau Lampedusa-Meyer von ihrem Mann schwer geschlagen und anschließend vergewaltigt. Am nächsten Tage fühlte sie sich zerschunden, wie der letzte Dreck. Zunächst dachte sie an die Folgen der Schläge, dann wurde es noch schlimmer, seither ist sie fast dauernd in ärztlicher Behandlung. Mit ihrem Mann hat sie in den mittlerweile 15 Jahren kaum noch emotionalen Kontakt. Er hat sie auch nie wieder berührt.

Zum Abschluß des Gesprächs wird ihr ein neuer Termin gemeinsam mit ihrem langjährigen Rheumatologen, dem einzigen Menschen, zu dem sie Vertrauen hat, vorgeschlagen. Alle treffen sich in der rheumatologischen Praxis. Die Problematik ist dem Arzt bekannt. Gemeinsam wird die Behandlung überdacht. Medikamente haben keinen Zweck, physikalische Therapie bringt der Patientin nichts mehr, weil sie wegen starker Schmerzen kaum selbst üben kann. Als erste Neuerung in der Therapie wird ein kognitiv-behaviorales Schmerzprogramm eingeleitet. Dieses beinhaltet vegetativ dämpfende Methoden, hier die progressive Muskelrelaxation nach Jacobson und kognitive Methoden der Aufmerksamkeitslenkung in Kombination mit Suggestion (Hypnose) und Imagination. Dazu die Steigerung sozialer Kompetenz durch Information und Entwicklung neuer sozialer Aktivitäten; die

Patientin hatte sich völlig auf ihr Haus zurückgezogen. Es wird vereinbart, daß sie 14tägig zu begleitenden Gesprächen den Therapeuten aufsucht, der mit dem Rheumatologen in Kontakt bleibt.

Im Laufe dieser Gespräche wird ihre Lebens- und Leidensgeschichte auch für sie selbst verstehbarer. Sie erkennt die Verstrickung, das gemeinsame Schicksal, das sie mit ihrem Mann verbindet. Nach 15jähriger Unterbrechung wagt sie, auf ihn zuzugehen, und es überrascht, daß der mittlerweile 70jährige Pensionär fast erleichtert reagiert. Er hätte nie mehr gewagt, de ersten Schritt zu tun, das verbiete sein Stolz; außerdem dachte er, sie wolle nichts mehr von ihm wissen. Es schließt sich eine Reihe gemeinsamer Gespräche mit dem Mann und später mit den beiden erwachsenen Kindern an. Die Familie setzt sich in Bewegung. Erträgliche Verhältnisse, fern von irgendwelchen Idealzuständen, werden vorstellbar. Erleichtert entschließt sich Frau Lampedusa-Meyer zu einem Kuraufenthalt in einer internistisch-psychosomatischen Klinik, den sie bislang als unsinnig und unnötig abgelehnt hat. Erstmals seit Jahren erfährt sie eine Linderung ihrer körperlichen Beschwerden, und sie schöpft Hoffnung auf ein erträgliches Familienleben, das sie von klein auf so entbehrte.

Nötig war für diese Entwicklung, wie in anderen Fällen, die kompetente rheumatologisch-physikalische Betreuung, in Zusammenarbeit mit psychosomatischer Hilfe. Diese beinhaltete kognitiv-behaviorale, also entspannende psychoedukatorische und verhaltensmodifizierende Methoden in Kombination mit konfliktaufdeckenden und konfliktbearbeitenden, psychodynamischen und familientherapeutischen Zugängen. Eine vielschichtige und chronisch verfahrene Lebenssituation konnte dadurch geöffnet, entwicklungs- und entscheidungsfähiger gestaltet werden. Dazu bedurfte es der Verbindung verschiedener Zugänge im Schutz einer neu entstandenen, vertrauensvoll und hilfreich erlebten Beziehung zwischen Patient und Therapeut.

# VII. Magen- und Darmkrankheiten

Viele Bilder der Umgangssprache stellen einen Zusammenhang zwischen dem psychischen Befinden eines Menschen und seinen Bauchorganen her: Etwas schlägt jemandem auf den Magen, der dadurch verstimmt wird und den Bauch grimmen läßt, wohingegen die Liebe durch den Magen geht, wenn jemand zum Fressen gern gehabt wird. Der Appetit ist gesegnet. Angst beschleunigt die Darmpassage (wenn jemand Schiß hat und sich in die Hose macht). Kummer läßt den Speck wachsen, Trauer und Melancholie schnüren den Hals zu, verschließen den Magen. Unser Verdauungssystem ist sehr sensibel.

In der Tat sind die Beweglichkeit des Magen-Darm-Traktes und die für die Verdauung wichtigen Säfte über das sympathische und parasympathische Nervensystem emotionalen Einflüssen zugänglich. Außerdem ist der gesamte Verdauungstrakt von Nerven und Blutgefäßen durchzogen und gibt schnelle und eindrückliche Rückmeldungen über jede Funktionsstörung. Schließlich ist dieses Grenzorgan ein wesentlicher Bestandteil der körpereigenen Immunabwehr, die Infektionen abwehrt. Auch diese unterliegt in ihren Funktionen psychischen Einflüssen. Die Immunabwehr kann versagen, oder sie kann überreagieren.

Aus diesem Netzwerk leib-seelischer Beziehungen werden wir im folgenden einige besonders lehrreiche Störungsbilder herausgreifen.

## 1. Magengeschwüre – noch eine Managerkrankheit?

Hetze, Ärger, Dauerstreß, unregelmäßiges und ungesundes Essen, Nikotin, Koffein und Alkohol (sog. Streßpuffer) sind schlecht für den Magen. Echte Magengeschwüre sind selten. Häufiger sind Magenschleimhautentzündungen oder Zwölffingerdarmgeschwüre. Von den Arbeitsanforderungen überlastete Angestellte in Managementpositionen teilen das Erkrankungsrisiko mit den Männern, seltener Frauen (das Geschlechterverhältnis ist heute 5:1), die unter äußerem oder innerem Druck zu den erwähnten Streßpuffern greifen und dabei doch nicht zur Ruhe kommen. Schichtarbeiter, Fernfahrer, Krankenschwestern, Handelsvertreter gehören zu den Hauptleidtragenden. Dazu kommt wohl wie immer ein angeborenes Risiko, eine bestimmte Fehlsteuerung der Magensäureproduktion. Für diese Zusammenhänge sprechen Experimente, in denen aufgrund bestimmter psychologischer und physiologischer Untersuchungsergebnisse mit hoher Genauigkeit vorhergesagt werden konnte, welche jungen Männer nach Eintritt in den Wehrdienst ein Zwölffingerdarmgeschwür entwickeln würden (Weiner, 1977).

Im Hinblick auf die psychologischen Vorläufer der Ulcuskrankheit werden immer wieder emotionaler Hunger, Suche nach Geborgenheit, der Wunsch, passiv versorgt und gefüttert zu werden, diskutiert. Hier werden jedoch allgemeine psychosomatische Faktoren mit metaphorischen Gleichsetzungen von Krankheitsfolgen und Krankheitsursachen vermischt. Übermäßige Verwöhnung wie auch Versagung sollen hiernach im Erwachsenenalter zu Abhängigkeit und Autonomiestreben führen. Und beide zusammen lassen schlecht vorbereitet erscheinen für Frustrationen und Enttäuschungen, Zurücksetzung oder Kränkung, wie umgekehrt die Betreffenden durch Leistung und Einsatz Zuwendung und Wertschätzung zu erlangen suchen. Keine Frage, dieses psychologische Muster kommt vor, aber es gilt das gleiche wie für die Weinerschen Vorhersagen: Sie treffen immer nur auf einen bestimmten Teil der Ulcuskranken zu, und sie sind auch sonst weit verbreitet unter der nicht magenkranken Bevölkerung.

Die genauen Zusammenhänge kennen wir also nicht. Was jedoch auffällt, ist der Gezeitenwechsel, dem diese Krankheit unterliegt, ablesbar zum Beispiel an den Statistiken der Militärärzte: im Ersten Weltkrieg kaum bekannt, wurden im Zweiten Weltkrieg ganze Ulcuskompanien aufgestellt. In den 50er Jahren war das Magengeschwür eine der häufigsten Männerkrankheiten, heute ist es um das vier- bis fünffache seltener geworden. Psychosoziale und gesellschaftliche Veränderungen werden dafür verantwortlich gemacht. Eine andere Erklärung geht von einer an- und abschwellenden Infektionsepidemie aus. Diese Hypothese hat in den letzten Jahren eine überraschende Bestätigung erfahren, die das Magengeschwür und dann das Zwölffingerdarmgeschwür zunächst aus den Lehrbüchern der Psychosomatik zu verbannen schien, aber schließlich ein neues erweitertes psychosomatisches Modell möglich machte.

## 2. Der Erreger wird entdeckt – Ende der Debatte?

In unserer an medizinischen Großtaten nicht gerade armen Zeit erregte die Erfolgsmeldung der australischen Forscher Warren und Marshall einiges Aufsehen: Im Magensaft von Ulcuskranken war ein Bakterium (Helicobacter pylori) gefunden worden, dessen krankmachende Wirkung darin besteht, den schützenden Film der Schleimhaut zu zerstören und diese der ätzenden Magensäure preiszugeben, mit der Folge einer Geschwürbildung. Als sich zudem zeigte, daß der Erreger mit Schwermetallsalzen (Wismut) zu beseitigen war und das Geschwür danach schnell und dauerhaft abheilte, war die Sensation perfekt. Endlich war wieder einmal das gelungen, was die Menschen von ihrer Medizin erwarteten: Entdeckung der Krankheitsursache, wenn möglich eines einzigen Erregers, eine diese Ursachen beseitigende, d. h. den Erreger abtötende Behandlung, wenn möglich ein Medikament und eine dauerhafte Heilung als Ergebnis, wenn nicht gar eine primäre Krankheitsvorbeugung, z.B. durch Impfung.

Fünfzig Jahre psychosomatischer Spekulationen schienen mit einem Schlag hinfällig. Es bestätigte sich ein weiteres Mal, daß psychosomatische Faktoren vor allem dann diskutiert werden, wenn die biologischen Ursachen unbekannt oder unklar sind. Einwände, daß der Erreger auch sonst in der Bevölkerung weit verbreitet, nahezu ubiquitär sei, mithin eine irrelevante, zufällige Koppelung zwischen diesem Bakterium und dem Magengeschwür vorliege, wurden durch die Erfolge der antibiotischen Therapie entkräftet. Als entscheidend erwies sich schließlich die Frage, wie es kommt, daß bei bestimmten Menschen zu bestimmten Zeiten das Bakterium krankheitsauslösend wirkt, während andere von der Infektion unbehelligt bleiben. Nun können wir getrost wieder auf unser für die heutige Medizin grundlegendes multikonditionales Modell zurückgreifen und verstehen den Helicobacter als wesentlichen Mosaikstein in der pathogenetischen Kette. Wir können nun die verschiedenen Mechanismen in einer Ergänzungsreihe kombinieren und erkennen zugleich, wie das Magen- oder Duodenalulcus eine Sammelgruppe verschiedener Subtypen, also verschiedener, auf unterschiedlichen Wegen entstandener Krankheiten ist, die alle zum gleichen klinischen Erscheinungsbild – im Sinne einer letzten gemeinsamen Endstrecke (Äquifinalität) – führen. Dies bedeutet, daß zur dauerhaften Ausheilung unterschiedliche Behandlungsansätze zusammengebracht werden müssen, wenn der Mensch gegen Krankheitsrückfälle gefeit sein soll. Wir erkennen, wie psychische und soziale Faktoren darüber mitentscheiden, welcher Mensch wann erkrankt, welchen Verlauf das Leiden nimmt und ob es ausheilt oder chronisch wird.

Am Anfang steht, wie immer, die Erbausstattung. Einige Menschen scheinen das Risiko einer erhöhten Magensäureproduktion geerbt zu haben (sog. Hypersekretion). Wir wissen zwar nicht, ob, wann und wie diese Besonderheit auch das emotionale Befinden des Menschen beeinflußt, wir wissen aber, daß emotionaler Streß, insbesondere Aggression und Zuwendungswünsche, die Säureproduktion antreibt. Dies macht den Zustand für den Betroffenen sehr unangenehm, wie das etwa die Beobachtungen an Patienten mit Magenfisteln zeigen. Das Bakterium Helicobacter kann in der ihres Schutzmantels beraubten Schleimhaut sein zerstörerisches Werk beginnen und aus eigenem Vermögen fortsetzen. Medikamente, die die Säureproduktion hemmen, können die Ausheilung unterstützen und Rückfälle verzögern. Wie steht es aber um die zweite Hälfte derjenigen Patienten, die keine erhöhte Magensäureproduktion haben (Normosekretion)? Hier gibt es offenbar einen anderen Mechanismus, indem nämlich durch bestimmte Umstände, z.B. durch massive Belastungen nach schweren Traumen, ein Dauerstreß die Schleimhautdurchblutung drosselt und so anfällig für Säure und Bakterien macht (auch hierfür sprechen Untersuchungen an Fistelpatienten). Der Erreger ist somit eine förderliche, aber keinesfalls notwendige oder hinreichende Bedingung im Krankheitsprozeß. Zugleich ist er dasjenige Element der Bedingungskette, das derzeit am schnellsten und sichersten eliminiert werden kann. Offenbar ist die antibiotische Behandlung einfacher als die Säurehemmung, wie auch allemal einfacher, als die seelischen, familiären und sozialen Bedingungen oder gar unverrückbaren Erbrisiken zu verändern.

Für viele Ulcuspatienten ist dies eine Erlösung. Die Krankheit hat ihren Schrecken zum großen Teil verloren. Mit der Eliminierung des Helicobacters sind allerdings nicht die vielfältigen seelischen, familiären und sozialen Konflikte und Belastungen verschwunden, welche nun zwar nicht mehr in chronischen Ulcusleiden münden, die aber weiter das Leben des einzelnen, seiner Angehörigen und der Gemeinschaft beschweren. Pillen lösen keine seelischen und sozialen Probleme, aber der Wegfall zusätzlicher Belastungen, insbesondere der Belastung eines schmerz- und entbehrungsreichen chronischen Ulcusleidens, kann für die Problemlösung und die Lebensentwicklung entscheidende Vorteile bringen. Bei denjenigen Menschen, deren psychosoziale Selbsthilfemöglichkeiten nicht ausreichen, bleiben auch nach der körperlichen Heilung psychosoziale Hilfen angezeigt. Diese werden idealerweise zunächst vom Hausarzt angeboten, der den Patienten während seiner Krankheit am besten kennenlernt. Wenn dessen Möglichkeiten nicht ausreichen, kann im Einverständnis mit den Betroffenen zusätzliche psychotherapeutische Hilfe in Anspruch genommen werden.

## 3. Colitis ulcerosa und Morbus Crohn – quälender Wechsel von Krankheitsrückbildung und Krankheitsschub

Zwei andere intensiv psychosomatisch bearbeitete Krankheiten des Magen-Darm-Systems lassen noch auf den Durchbruch bei der Entschlüsselung ihrer Ursachen warten. Die Behandlung bleibt symptomlindernd, mit äußerst nebenwirkungsreichen, entzündungshemmenden Medikamenten (Cortison) oder durch die operative Entfernung befallener Darmanteile. Ist der Dickdarm vollständig befallen, ist sogar die Anlegung eines künstlichen Darmausgangs erforderlich.

Beide Krankheiten, die sich in mancher Hinsicht ähneln (chronisch entzündliche Darmerkrankungen), stellen unterschiedliche Syndrome dar. Bei beiden haben wir es wieder mit einem Wirkungsgeflecht von angeborenen und erworbenen Risiken zu tun, die in der Entzündung münden. Beide Krankheiten treten bei Männern und Frauen etwa gleich häufig auf und beginnen meist im jungen Erwachsenenalter (im Prinzip ist aber eine Erkrankung in jedem Alter möglich). Die Entzündungsausbreitung ist bei den zwei Darmerkrankungen jedoch verschieden, wodurch unterschiedliche Krankheitssymptome bedingt sind: Bei der Colitis ulcerosa ist ausschließlich der Dickdarm befallen, und der Entzündungsprozeß beschränkt sich primär auf die Darmschleimhaut. Quälende, blutig-schleimige Durchfälle sind die Folge. Durch den chronischen Entzündungsprozeß besteht ein 10–15fach erhöhtes Krebsrisiko, besonders gefürchtet ist die Darmlähmung. Beim Morbus Crohn können alle Abschnitte des Verdauungstraktes betroffen sein. Ist es der Dünndarm, führt dies zu krampfartigen Schmerzen und der Gefahr des Darmverschlusses. Da bei Morbus Crohn die Entzündung tiefer in die Darmwand hineinreicht, sind als Komplikation Fisteln typisch. Diese können sich zu Abszessen entzünden und kommen besonders häufig im Analbereich vor, was zu einer Inkontinenz führen kann. Bei beiden Erkrankungen kann es zu begleitenden Entzündungen der Gelenke, der Haut und der Augen kommen.

Ein Krankheitsschub geht mit Schwäche und Fieber einher. Im Prinzip besteht ein lebenslanger Verlauf, entweder chronisch-kontinuierlich oder in Schüben. Beide Krankheitsbilder sind rätselhaft, es wurden jedoch Antikörper gegen die eigenen Darmzellen gefunden, so daß vermutet wird, daß hier eine Immunstörung im Sinne einer genetischen Verwechslung stattfindet, bei der der Körper sein eigenes Gewebe angreift.

Für die Betroffenen ist das Leben mit der Krankheit schwer; eine Tatsache, der bis in die jüngste Zeit zuwenig Aufmerksamkeit gewidmet wurde. In einseitiger und pathologisierender Weise wurden psychische Auffälligkeiten beschrieben und als krankheitsverursachend dargestellt. Es sollte sich um depressive, abhängige oder pseudoautonome Persönlichkeiten, die teilweise sogar psychosegefährdet sind, handeln. Fehlten diese Merkmale, so wurden die Patienten kurzerhand als Pseudonormale etikettiert. Ein auswegloses Spiel, das die Psychosomatik bei den Patienten, ihren Angehörigen und Ärzten eher in Verruf gebracht als gefördert hat. Übersehen wurde, daß fast alle Studien an bereits oft über mehrere Jahre schwer Erkrankten durchgeführt wurden. Außerdem wurden meist nur diejenigen Teilgruppen von Patienten betrachtet, bei denen für Dritte, selten von den Betroffenen selbst, psychische Auffälligkeiten Anlaß dazu waren, einen Psychiater oder Psychologen hinzuzuziehen.

Ganz anders stellt sich das Bild dar, wenn eine nicht ausgewählte Patientengruppe, die bislang keinen psychotherapeutischen Kontakt hatte, untersucht und über längere Zeit begleitet wird. Es zeigt sich dann, daß die Unterschiede zur Durchschnittsbevölkerung nur noch gering sind und daß das Bild des Menschen entscheidend davon geprägt ist, ob er in Zeiten der Krankheitsaktivität oder im beschwerdefreien Intervall untersucht wird. Auch wie lange die Krankheit bereits besteht und wie folgenschwer sie bislang war, ist wichtig. Bei solcher Betrachtung beeindruckt, in welchem Maße die betroffenen jungen Menschen mit der Krankheit, den Schmerzen und den sonstigen Beeinträchtigungen zurechtkommen, und wie oft die Familien, Freunde und behandelnden Ärzte hilfreich und unterstützend wirken. Bei einer solchen ressourcenorientierten Sicht fällt es auch nicht schwer, sich darüber zu verständigen, daß zusätzliche Belastungen – bei Colitis ulcerosa-Patienten sind dies offenbar Verluste, Trennungen und Enttäuschungen – einen neuen und dann oft besonders schweren Krankheitsschub auslösen können. Erst dann kann auch geklärt werden, wie die Krankheit zusammen mit den jeweiligen Lebenskonflikten in Sackgassen mündet, aus denen der Betroffene keinen Ausweg weiß, womit auch der Weg für die Annahme weiterführender psychologischer Hilfen geöffnet wird.

## 4. Medikamente, Operation, Psychotherapie – wer trifft die Entscheidung?

Marion Keller ist 17 Jahre alt, als sie die Schule verläßt und eine Lehre als Zahnarzthelferin beginnt. Die hübsche und lebensfrohe Jugendliche freundet sich bald mit einem 19jährigen aus ihrem Heimatort an, den sie bereits aus der Schule kennt. Beide mögen sich, sie hat ihre ersten sexuellen Erfahrungen, die sehr schön sind. Ihre Eltern sind etwas besorgt, seine Familie nimmt sie besonders herzlich auf. Ihre fünf Jahre ältere Schwester hat letztes Jahr ins Nachbardorf geheiratet und erwartet ein Baby. Vor einer Schulprüfung erkrankt Marion mit Bauchweh, Durchfall und Fieber. Die zunächst vermutete Darmgrippe dauert länger als erwartet, geht aber schließlich vorüber. Trotzdem, irgendwie fühlt sie sich nicht gesund. Immer wieder hat sie Bauchweh, Durchfall, Fieber. Die Blutwerte sprechen für eine Entzündung. Der Hausarzt schickt sie zum Internisten. Nach vielen Laboruntersuchungen und einer unangenehmen Röntgenaufnahme des Darms werden die Mienen der Ärzte noch bedenklicher. Die Eltern werden zu einem gemeinsamen Gespräch eingeladen, eine Spezialuntersuchung im Krankenhaus wird vorgeschlagen, eine Darmspiegelung. Die Patientin, ihre Eltern, ihr Freund sind verzagt. Den Namen der Krankheit, Morbus Crohn, haben sie noch nie gehört. Wenn der Verdacht sich bestätigt, kann es eine lange Geschichte werden.

Zwei Jahre später ist Marion immer noch krank. Inzwischen weiß sie einiges über den Morbus Crohn, der bei ihr festgestellt wurde. Zwei schwere Schübe hatte sie zu ertragen, die nur mit mehrmonatiger Cortisonbehandlung beherrschbar waren. Ganz unförmig ist sie durch die Wassereinlagerung geworden, ihr Gesicht ging auf wie ein Pfannkuchen. Sie bekam Akne, alles Nebenwirkungen des Cortisons. Von ihrer Lebensfreude ist nicht viel geblieben, sie fühlt sich depressiv. Das kommt einerseits vom Cortison, entspricht aber auch sonst ihrer Stimmung. Ihre Familie, ihr Freund, dessen Eltern und ihr Chef, alle sind lieb zu ihr, der Hausarzt kümmert sich um sie. Die Krankheit sei zwar selten, aber er habe gute Kontakte zu Spezialisten an der Universität. Trotzdem hat sie auch noch einen Heilpraktiker aufgesucht, den Bekannte ihrer Eltern empfahlen. Der sprach lange mit ihr, sagte, ihr Immunsystem sei nicht in Ordnung, und gab ihr etwas Pflanzliches. Das habe zwar nichts gebracht und sei ziemlich teuer gewesen, dennoch tat ihr das Gespräch gut. Nach der letzten Darmspiegelung wurde sie noch einem Chirurgen vorgestellt, der ihr erklärte, daß ein längerer Darmabschnitt durch die Entzündung ganz starr geworden sei und immer wieder neu erkranke. Auch Fisteln hätten sich gebildet, in denen sich Eiter sammeln könne. Er empfehle, das Stück herauszunehmen. Dies sei keine leichte Entscheidung, auch weil sie noch so jung sei, und es sei unsicher, ob die Krankheit damit zum Stillstand komme. Sie ist jetzt völlig schockiert, abends weint sie. Der Oberarzt schlägt vor, einen Psychologen hinzuzuziehen. Der kenne sich aus, habe schon vielen geholfen. Sie wehrt ab, der könne ihr auch nicht helfen, wozu solle das Reden gut sein? Die Nachtschwester mag sie sehr, die rät ihr auch, mit dem Psychologen zu sprechen.

Fünf Jahre später treffen wir Marion erneut bei einer Routineuntersuchung in der Magen-Darm-Sprechstunde. Sie ist mittlerweile Anfang 20, die Krankheit merkt man ihr kaum an. Offener, aufgeschlossener wirkt sie, aber auch ein wenig erwachsener, als zu erwarten. Ja, mit der Psychologin habe sie damals einige Male gesprochen, die Eltern seien gelegentlich dazugekommen, einmal auch ihre Schwester. Es sei viel um die Sorgen der anderen gegangen, um gute Ratschläge; irgendwie habe sie lernen müssen, auf eigenen Füßen zu stehen, und die anderen sollten sie in Ruhe lassen. Eine Selbsthilfegruppe sei ganz gut gewesen, ein Tip vom Hausarzt. Die Psychologin brachte ihr noch Entspannungsübungen bei, die waren ganz praktisch, vor Prüfungen oder als sie sich um ihre erste Stelle bewarb. Eine Zeitlang wollte sie nur in Ruhe gelassen werden, von Ärzten, Psychologen, Eltern; jeder wollte ihr helfen. Sie fühlte sich mies, wenn sie so abweisend war. Trotzdem ginge es inzwischen ganz gut. Um die Operation sei sie zum Glück nochmal herumgekommen. Ganz werde sie die Krankheit wohl nicht mehr los, aber sie habe gelernt, damit zu leben, kenne sich jetzt aus, wisse, wen sie fragen müsse, wo ihr am besten geholfen wird. Den alten Freund hat sie nicht mehr, irgendwie war das alles zu eng und zu lieb, wie der mit ihren Eltern zusammensteckte und am liebsten immer am Krankenbett hockte. Vor einer festen Beziehung habe sie irgendwie Bammel, auch ob sie heiraten und Kinder kriegen solle. Das ginge vielen ihrer Freundinnen aber genauso, nur bei ihr kommt noch die Krankheit hinzu. Manchmal dachte sie schon, sie „ticke nicht richtig“, vielleicht gehe sie nochmal zu der Psychologin, die sei immer noch an der Klinik. Manchmal treffen sie sich, reden kurz auf dem Flur, neulich seien sie spontan in die Cafeteria gegangen, auf einen kurzen Plausch.

Was ist geschehen? Marion ist erwachsen geworden und hat sich mit der Krankheit arrangiert. Sie ist aufgeklärt, kann mitentscheiden und hat Menschen gefunden, die ihr raten und helfen können, aber immer nur dann, wenn sie es braucht und in der Form, die sie benötigt. Die Eltern haben Zutrauen zur Entwicklung der Tochter, alle haben den ersten Krankheitsschock überwunden. Sie sind wieder unbefangener im Umgang miteinander. Der günstige Krankheitsverlauf war wiederum die größte Hilfe. Ob unter anderen Lebensumständen die Krankheit anders verlaufen wäre? Wir wissen es nicht. Medikamente, Operation, Psychotherapie, wer trifft die Wahl?

Immer und zuallererst der Patient selbst. Die anderen, die Ärzte, Therapeuten, die Angehörigen und Laienhelfer können Rückhalt geben und Informationen. Sie schaffen miteinander die Voraussetzungen für bewußte und ausgewogene, für reife Entscheidungen. Dies alles ist schön gedacht, nur leider im Alltag nicht selbstverständlich. Dazu im letzten Abschnitt ein weiteres Beispiel.

## 5. Unsichere Ergebnisse

Der medizinische Verlauf der Crohn- und Colitis-Krankheit variiert sehr stark. Behandlungsleitlinien bilden den Rahmen, der im Einzelfall immer wieder neu ausgefüllt wird. Wichtig ist wohl eine dauerhafte, vertrauensvolle Beziehung zu einem Arzt. Psychotherapeuten können dem Patienten und den Angehörigen bei der Bewältigung der Krankheit helfen. Selbsthilfegruppen geben im günstigen Fall beides – Information und Rückhalt. Dennoch, die Entwicklung bleibt ungewiß. Auch eine Studie zur Wirksamkeit der Psychotherapie bei M. Crohn zeigte zwar deutliche Auswirkungen auf die Operationshäufigkeit und die Krankheitstage und half etwas, die Depression zu mindern, aber die Ergebnisse blieben statistisch ungesichert und könnten auch auf Zufällen beruhen. Zuviele Faktoren sind über zu lange Zeit beteiligt, als daß ein schlüssiges, einfaches Bild gewonnen werden könnte.

Udo Kalkreut ist Geschäftsmann, Industriemanager, und er hat schon lange Magengeschwüre, immer wenn's Ärger gibt in der Firma oder daheim, spürt er es im Magen. Die Medikamente helfen ganz gut, manchmal nimmt er auch Valium, wenn er zu nervös ist und wenn der Blutdruck „auch noch anfängt zu spinnen". Ein Freund im Rotarier-Club hat ihm in einem vertraulichen Gespräch gesagt, daß er mit seiner Frau bei mir war: „Du, der ist ganz vernünftig, red' doch mal mit ihm." Der Kontakt mit Herrn Kalkreut gestaltet sich schwierig, das Ganze ist ihm sichtlich peinlich, und schnell wird er kribbelig; viele schwierige Fragen soll ich ihm aus dem Stand beantworten. „Gern", antworte ich, „aber zuerst müßte ich noch mehr von Ihnen wissen." „Ja, fragen Sie." „Erzählen Sie doch einfach von sich das, was mir helfen könnte, Sie zu verstehen." „Da gibt's nicht viel zu sagen, alles normal." „Schon immer?" „Früher war's schwieriger, Sie müssen wissen, ich komme aus recht bescheidenen Verhältnissen, hab' bei der Stadtverwaltung angefangen, dann abends Abi, Studium, alles habe ich mir selbst verdient. Dann haben wir geheiratet, und meine Frau ging ins Büro, bis ich mein Examen hatte, dann kamen die Kinder, und ich mußte mächtig ranklotzen. Seit 10 Jahren bin ich im Vorstand, aber von Ruhe keine Spur. Mit meiner Frau läuft nichts mehr, vor Jahren wollten wir uns trennen, aber das wäre noch schlimmer geworden, auch finanziell ein Disaster. Ich kann auch nicht allein leben. Nochmal mit jemandem neu anzufangen ist mir ein Alptraum, das habe ich schnell gemerkt. Die Söhne halten zur Mutter, beide sind ziemlich verkracht, Studium und Lehre abgebrochen, jetzt lebt der eine in Berlin, von meinem Geld, bei dem anderen habe ich noch Hoffnung. Beide haben wohl auch schon mit Therapeuten gesprochen, ich kenn' mich da nicht aus. Jetzt kam alles zusammen, die Konzernleitung hat mir so einen jungen Beißer an die Seite gestellt, zur Entlastung. Total profilsüchtig ist der, will Karriere machen, da muß ich höllisch aufpassen. Was meinen Sie, brauch' ich Therapie?"

Eine therapeutische Beziehung entsteht. Wider alle Erwartungen hat sie Bestand, auch nachdem die akuten Beschwerden abgeklungen sind. Der fast 60jährige beginnt, sich für sein Leben zu interessieren. Ein Gespräch, gemeinsam mit seiner Ehefrau, bleibt unergiebig. Sie ist verbittert und verschüchtert, das erschreckt ihren Mann, so hat er sie noch nie gesehen. Nach einigen Monaten wird vom jüngeren Sohn aus Berlin ein Familiengespräch vorgeschlagen. Wie schwer es sein kann, wieder ins Gespräch zu kommen, wenn so lange geschwiegen und gebrütet wurde. Wie groß die Erleichterung ist, wenn erste Schritte der Wiederannäherung gelingen. Vom Magen ist jetzt nicht mehr die Rede, wie's weitergeht, bleibt ungewiß. Wahrscheinlich ist, daß alles weitergeht wie bisher, wenn auch mit einigen kleinen, aber entscheidenden Einsichten und Neuerfahrungen. Zu wünschen wäre es, denn gelitten haben alle schon lange, und bemüht sind auch alle. Beiläufig wird bekannt, daß auch Frau Kalkreut wegen Depressionen lange Zeit einen Arzt aufsuchte, was sie ihrem Mann aber verschwiegen hat.

Therapeutische Gespräche wären hier also durchaus angezeigt, wie bei so vielen anderen chronischen Fällen. Aber welche Art Therapie? Wohl wie immer – konfliktklärende Gespräche, allein oder gemeinsam mit Partner und Kindern. Im Prinzip sind auch Entspannungsübungen hilfreich, bei Herrn Kalkreut aber nicht ausreichend. Dazu die Aufklärung über die Krankheit (bei Herrn Kalkreut nicht mehr nötig). Es gibt leider keine eindeutigen wissenschaftlichen Beweise, daß Psychotherapie in Ergänzung der medizinischen Standardbehandlung den Verlauf des Duodenalulcus, der Colitis ulcerosa, des M. Crohn, oder auch nur die Krankheitsverarbeitung, entscheidend beeinflussen kann, was überrascht, denn Beispiele wie die von Marion Keller oder Udo Kalkreut sind zahlreich und überzeugend. Liegt dies an den Schwierigkeiten, die Prinzipien psychotherapeutischer Ergebnisforschung auf komplexe und chronische medizinische Krankheitsbilder zu übertragen, versagt die Analogie zum Medikamentenversuch, wenn die Wirkung auf komplexe und lang dauernde menschliche Entwicklungen untersucht werden soll? Ist es nicht ein wenig vermessen, die Behandlung so komplizierter, nur bruchstückhaft verstandener Krankheiten des Magen-Darm-Systems auf die Wirkungen weniger Gespräche reduzieren zu wollen? Fragen, die sich nicht nur in der gastroenterologischen Psychosomatik stellen.

# VIII. Allergie

Allergische Krankheiten sind in allen westlichen Ländern auf dem schnellen Vormarsch. Sie gelten heute als typische Umweltkrankheiten und bezeugen die Folgen radikalen kulturellen und gesellschaftlichen Wandels. Nicht geändert haben sich die Erbanlagen, die das ursprünglich für die Infektionsabwehr entwickelte Immunsystem weitergeben, wohl aber unsere biologische, physikalische und soziale Umgebung, die um so vieles sauberer geworden ist und einem eigentlich überflüssig gewordenen Teil des Immunsystems plötzlich eine neue Rolle zuweist. Dies zeigen z.B. überraschende Veränderungen im Allergierisiko beim Zusammenschluß der beiden deutschen Staaten. In maximal umweltbelasteten Chemieregionen der neuen Bundesländer fanden sich anfangs weniger allergische Erkrankungen bei Kindern und Jugendlichen als in den alten Bundesländern; heute hat sich die Zahl der Allergiekranken in diesen Regionen den Zahlen in den alten Bundesländern angepaßt.

Die Überempfindlichkeit gegenüber einem sehr breiten Spektrum natürlicher Allergene (Pollen, Milben, Tierhaare) oder chemischer Substanzen (Konservierungsstoffe, Metallverbindungen, Kosmetika) beunruhigt und beeinträchtigt das Leben wachsender Bevölkerungsgruppen. Trotz großer Fortschritte in der Erkennung, Behandlung und Vorbeugung allergischer Reaktionen scheint die Entwicklung nicht zum Stillstand zu kommen. Im Gegenteil, der eigentliche Allergieboom scheint erst loszubrechen. Jede Überempfindlichkeit ist für den Betroffenen lästig, wenn nicht belastend. Jede Belastung verstärkt das Risiko, daß aus einer Allergieneigung eine Allergiekrankheit wird und daß diese einen besonders schweren, langwierigen und wenig beeinflußbaren Verlauf nimmt. Warum das so ist, erklärt sich aus der Struktur und Funktion unseres körpereigenen Immunsystems.

## 1. Das Immunsystem – ein Kommunikationsorgan

Jeder lebende Organismus ist ein gegenüber der Umwelt halboffenes System, das Materie und Information aufnimmt und abgibt. Innerhalb eines jeden Organismus ist die Verteilung von Materie (z.B. Sauerstoff, Wasser, Nährstoffe etc.) und Informationen (zur Regulation, über Schadensquellen, zur Fortpflanzung etc.) notwendig. Dies gilt für Einzeller ebenso wie für Pflanzen oder Tiere, auch der Mensch macht hiervon keine Ausnahme.

Eine besonders in den letzten Jahrzehnten erst richtig verstandene Aufgabe nimmt das Immunsystem im Zusammenspiel mit seinen Organen, Zellen und Botenstoffen wahr. Diese besteht darin, die genetisch festgelegte Identität des eigenen Organismus bei aller Offenheit des Austausches zu schützen. Fremdkörper, die nicht symbiotisch genutzt werden, sollen am Eindringen gehindert werden, Fehler beim Kopieren der Erbsubstanz oder spontane Mutationen sollen gelöscht werden. Zellwachstum und Zelltod müssen gesteuert und am Ausufern gehindert werden. Körperähnliche, aber nicht identische Eiweißsubstanzen (z.B. eine falsche Blutgruppe) müssen erkannt und unschädlich gemacht werden.

Der Mensch hat in seiner Stammesgeschichte ein besonders komplexes und wirkungsvolles, damit aber auch, trotz vielfacher Absicherung in Form von Rückkoppelungen und parallelen „Schaltungen", störbares System zur Unterscheidung von „selbst" und „fremd" entwickelt, das wir Immunsystem nennen; mithin ein System zur Vernichtung und Abwehr von Körperfremdem zum Schutz des Organismus. Dieses ist in seinen ältesten Teilen ganz unspezifisch und robust. Tränen und Speichel enthalten beispielsweise bakterienabtötende „Desinfektionsmittel" zum groben Schutz der Augen und der Mundhöhle. Ganz anders funktionieren dagegen die spezifischen Immunfunktionen, bei denen gegen ganz bestimmte Eiweißsubstanzen, die sogenannten Antigene, ganz bestimmte, nur zu ihnen (wie Schlüssel und Schloß) passende Eißweißsubstanzen gebildet werden, die sogenannten Antikörper. Diese stellen eine feste Verbindung her, welche das Fremde binden und an jeder Signal- oder Ausbreitungswirkung hindern. Diese Mechanismen sind seit langem bekannt. Wir wissen auch, welche Zellen (vor allem weiße Blutkörperchen und hier die T-Lymphzellen) daran beteiligt sind, wir kennen die Organe, in denen sie gebildet werden, und wir wissen, daß sie sich frei im ganzen Organismus, insbesondere an den Grenzflächen zur Umwelt, in der Haut, der Lunge, im Darm, bewegen.

Wir wissen auch, daß die Antikörper durch bestimmte Botenstoffe (Hormone) aktiviert und inaktiviert werden und daß hierbei auch das psychische Befinden eine wesentliche Rolle spielt. Das Zwischenhirn (Hypothalamus) sendet bei „Streß" Signale zur Hypophyse, diese gibt sie weiter zur Nebennierenrinde und zum Nebennierenmark, welche mit einem Ausstoß oder der Hemmung bestimmter Streßhormone reagieren, die ihrerseits die Bildung immunkompetenter Zellen fördern oder hemmen. Bekannt ist auch, daß vegetative Nervenenden direkt an den Immunorganen enden und z.B. durch eine Steigerung oder Drosselung der Durchblutung regulierend wirken. Neu ist hingegen, daß auch die Immunzellen selbst durch von ihnen gebildete Botenstoffe (Zytokine) auf die Funktion der Nervenzellen, insbesondere im Gehirn, wirken. Neu ist auch die erst durch die Methoden der molekularen Biologie gewonnene Erkenntnis von der Komplexität und Vielfalt der prinzipiell gegen alles und jedes entwickelbaren, hochspezialisierten Abwehrzellen, welche als „Superspezialisten" die Aufgabe haben, ganz bestimmte Moleküle, deren Struktur sie als permanente Gedächtniszellen niemals vergessen, zu erkennen und zu eliminieren. Diese Spezialisten und ihre Fähigkeiten sind zum Teil angeboren (z.B. Blutgruppe), zum Teil erworben (z.B. Antikörper nach Kinderkrankheiten oder Impfungen). Die Revolution unseres biologischen Denkens – von einem an der mechanischen und hydraulischen Physik orientierten hin zu einem an Kommunikationen und Informationsaustausch, Rückmeldung, Regulation, Erkenntnis und Gedächtnisleistung orientierten – ist nirgends besser ablesbar als an der Entwicklung der molekularen Immunologie. Dies hat Folgen für die heutige naturwissenschaftliche Medizin, die in solchem, durch Untersuchung molekularer Mechanismen bestimmtem Verständnis biologischer Kommunikations- und Interaktionsprozesse den Blick für das Ganze und dessen Austausch mit der Umwelt zurückgewinnt. Solche Systemsicht bzw. solches Systemdenken erleichtern die Verständigung mit einem am biopsychosozialen System orientierten, nicht naturwissenschaftlichen Denken. Eindringlich zu warnen ist allerdings vor der bloßen Übertragung der Begriffe in übertriebene Analogien. Kommunikation und Interaktion zwischen Menschen ist etwas grundsätzlich anderes als Kommunikation und Interaktion zwischen Zellen.

Wichtig ist die Einsicht in die Art und Weise des Zusammenspiels zwischen Körperlichem und Seelischem, wofür das Immunsystem paradigmatisch, aber nicht einzigartig ist. Es wundert nicht, daß Informationsprozesse solcher Komplexität gestört werden können. Für jeden nachvollziehbar und vertraut ist das Versagen der Körperabwehr durch allgemeine Schwächung (Hunger und Not), durch Hitze- oder Kälteschäden oder Medikamente (Chemotherapie). Immer steigt gleichzeitig die Infektionsanfälligkeit. Nicht so bekannt, wenngleich weit verbreitet, ist das Phänomen der Verwechslung körpereigener und körperfremder Eiweißsubstanzen, z.B. als Folge einer Virusinfektion, die zu einem geradezu vernichtenden Kampf gegen den eigenen Organismus führt. Eines der bekanntesten solcher sogenannten Autoimmunphänomene ist der Typ-1-Diabetes, bei dem Antikörper gegen die eigenen Inselzellen im Pankreas gebildet werden, wodurch es zu einer irreversiblen Zellstörung des Inselorgans kommt, was eine lebenslange Abhängigkeit von äußeren Insulingaben zur Folge hat. Eine weitere uns im folgenden interessierende Störung ist die überschießende Reaktion des Immunorgans, Allergie genannt.

## 2. Die empfindliche Haut – Neurodermitis

Stellen wir uns die folgende Situation vor: Ein junges, unverheiratetes Paar erwartet ein Kind. Die Schwangerschaft war nicht geplant. Beide sind beruflich und privat in vollem Schwung. Sie haben viele Ideen und Pläne, die eine große innere und äußere Unabhängigkeit verlangen. Carola S. ist nicht sicher, ob sie sich jetzt an diesen Mann fest binden will. Kurz wird ein Schwangerschaftsabbruch erwogen, was aber beide nicht ein weiteres Mal durchstehen wollen. Carola S. erwägt auch, das Kind allein zu erziehen. Der Kompromiß: Sie bleiben zusammen, behalten aber die jeweils eigene Wohnung und heiraten vorerst nicht. Carola beantragt einen dreijährigen Erziehungsurlaub. Peter G., der Vater des Kindes, verspricht, sie finanziell und bei der Versorgung des Kindes zu unterstützen. Schließlich wird Robert geboren – lieb und herzig, gesund, bis auf einen ausgeprägten Milchschorf.

Die ersten zwei Lebensjahre sind nicht einfach. Robert ist lebhaft und unruhig, schläft schlecht. Das Versorgungsarrangement der beiden Eltern klappt leidlich, mit vielen, teilweise konfliktbehafteten Absprachen, die auch ein frühzeitiges Abstillen nötig machen. Carola S. hat das Gefühl, daß zu vieles an ihr hängt. Der freundschaftliche, bestätigende Umgang mit ihrem Arbeitsteam fehlt. Mit den anderen Müttern kann sie sich nicht recht anfreunden („Muttertiere und Glucken"). Peter G. fühlt sich bedrängt und kritisiert, mit seinem Kind kommt er kaum in Kontakt. Die Pflege fällt ihm schwer, seine Kumpel beginnen ihn abzuschreiben, er fehlt so oft, beim Sport, bei den Festen und auf den Kurztrips. Seine Kindererzählungen und Beziehungsgeschichten nerven, er wird allgemein bedauert. Von Heirat ist überhaupt nicht mehr die Rede. In einem gemeinsamen Urlaub – der Kleine ist gerade zwei geworden – erkrankt Robert heftig, mit juckenden, sich bald entzündenden Ekzemen in den Arm- und Beinbeugen sowie am Hals. Peter G. kennt das Krankheitsbild aus seiner eigenen Familie. Der heimische Kinderarzt bestätigt den Verdacht: Robert hat Neurodermitis. Die Situation der drei wird dadurch noch schwieriger. Der Kleine leidet, weint noch mehr, alle möglichen Behandlungen, die Ärzte, Heilpraktiker, Verwandte und Freunde empfehlen, helfen, wenn überhaupt, nur kurze Zeit. Zwischendurch sind sogar Krankenhauseinweisungen unumgänglich, die Mutter läßt sich zwar mit aufnehmen, trotzdem leidet das empfindsame Kind unter der fremden Umgebung. Psychologen bieten Gespräche an, eine Neurodermitis-Selbsthilfegruppe gibt weitere Tips und wertvollen Rückhalt. Carola S. ist fix und fertig, verunsichert und deprimiert; sie weiß, es ist ungerecht, aber irgendwie kreidet sie Peter, ihrem Partner, das Ganze an und vielleicht sogar dem Kleinen. Peter G. weiß zwar, es ist ungerecht, aber irgendwie kreidet er dennoch Carola das Ganze an, und oft hat er sich schon verwünscht, daß er einmal nicht aufgepaßt hat und danach nicht auf einem Abbruch bestanden hat. Robert entwickelt sich zu einem zarten Kind. Im Kindergarten fehlt er oft, die anderen haben mehr Freunde und mehr Freude am Spiel. Manchmal wird er auch gehänselt, andere ekeln sich vor seiner schlimmen Haut, z.B. im Sommer im Schwimmbad.

Was ist hier geschehen? Eine Erbanlage (allergische Disposition, Überproduktion von Immunglobulin E) ist zu einer chronischen, das Kind und seine Eltern schwer belastenden Krankheit geworden. Diese Belastungen wirken sich zusätzlich negativ auf die Entwicklung des Kindes und der ganzen Familie aus. Was quält, sind die Symptome. Ein Teufelskreis von Jucken, Kratzen und Entzündung entsteht. Was leidet, ist das Selbstbewußtsein, das Gefühl, sich zu mögen und gemocht zu werden, die ruhige und gelassene Freude an- und miteinander. Angst, Ärger, deprimierende Selbstunsicherheit, Hilf- und Hoffnungslosigkeit wirken über neuro-endokrinimmunologische Mechanismen krankheitsauslösend und bewirken, daß sich die Krankheit verschlimmert. Die Häufigkeit, die Dauer und die Schwere der Ekzemschübe nehmen zu. Die medizinische Behandlung (vor allem Cortison) schlägt nicht mehr richtig an, die Krankheit wird chronisch. Daraus entstehen weitere Belastungen der ohnehin schwierigen und problemreichen Lebensentwicklung des kleinen Patienten und seiner Familie.

Die für diese Lebensphase entscheidende Entwicklung eines stabilen Selbstbewußtseins, eines Gefühls der Integrität und Geborgenheit, eines positiven Körpergefühls – also des Vertrauens in den Körper und der Freude am eigenen Körper – und die Entwicklung funktionierender Mechanismen der Gefühlssteuerung, der Affektregulierung, des konstruktiven Umgangs mit Ängsten, Ärger, Zuversicht und Freude, all dies leidet. Lebensentscheidende psychologische Grundlagen werden also nicht ausreichend gebildet. Angesichts einer nicht ganz unproblematischen Vorgeschichte mißlingt zudem der Prozeß der Paar- und Familienbildung. Das Gefühl der Zusammengehörigkeit bei gleichzeitiger Individuation bleibt aus. Das Gefühl der Entwicklungsfähigkeit bei genügender Stabilität und von funktionierenden Grenzen nach innen und außen, der Austausch innerhalb und außerhalb der Familie, all diese lebenswichtigen Grunderfahrungen werden in Mitleidenschaft gezogen. Die Krise wird zum Chaos. Die von den Betroffenen erprobten Lösungs-, Hilfs- und Rettungsversuche bleiben wirkungslos. Hilflosigkeit und Hoffnungslosigkeit machen sich breit und entfalten ihre destruktive, krankmachende Wirkung.

Solche und ähnliche Zusammenhänge fielen bereits den Erstbeschreibern dieser Krankheit, den französischen Ärzten Chroc und Jacquet, Ende des vergangenen Jahrhunderts auf, weshalb sie den Namen Neurodermitis wählten. Seither ist eine umfangreiche Literatur entstanden, welche im Prinzip die oben dargestellten psychosomatischen Zusammenhänge bestätigt. Allerdings hat sich die Interpretation der Befunde kontinuierlich gewandelt. Standen in den 50er Jahren Persönlichkeitsfaktoren, welche die Neurodermitis verursachen sollten, im Vordergrund oder wurden für die kindlichen Patienten „krankmachende" Mütter beschrieben, die sich ihren Kindern gegenüber feindselig, kalt, abweisend und zu beschützend verhielten, so ist heute eine systemische Betrachtung vorherrschend: diese geht von einem Zusammenwirken angeborener

(Erbanlage) und erworbener (Allergene) biologischer Einflüsse mit individuellen psychischen Faktoren (Psychodynamik) aus; in unserem Beispiel waren dies Ambivalenzkonflikte beider Eltern, die die Selbstentwicklung des Kindes beeinträchtigten. Dazu kommen kognitiv-behaviorale, erlernte Einflüsse, etwa die Konditionierung bestimmter Allergene, also das Erlernen allergischer Reaktionen sowie die Krankheits- und Behandlungskonzepte der Kinder und der Eltern. Schließlich werden noch interaktionelle Einflüsse beschrieben; also die Beziehungen in der Familie, deren Versuche der Krankheitsbewältigung sowie die Beziehungen in einem meist umfangreichen Behandlungssystem, die Zusammenarbeit mit Ärzten, Pflegepersonal, Psychologen, Heilpraktikern und Selbsthilfegruppen.

Auch bei der Neurodermitis ist der grundlegende Zusammenhang bestätigt worden: Psychische, familiäre und soziale Einflüsse können die Entstehung und den Verlauf der Krankheit günstig oder ungünstig beeinflussen. Zugleich wissen wir um die Komplexität der Zusammenhänge: Biologisches, Psychisches, Familiäres und Soziales wirken in jedem Stadium der Krankheit unauflösbar zusammen. Alle Versuche, die Hauptursache in diesem Geflecht zu identifizieren und zu beseitigen, scheitern. Vielmehr geht es darum, das für diesen Patienten und seine Familie zu diesem Zeitpunkt, unter diesen Umständen bestmögliche Vorgehen zu finden. Immer sind eine gründliche Bestandsaufnahme und Verständigung aller Beteiligten nötig, um einen Behandlungsplan zu entwickeln und auf den Weg zu bringen. Der kleine Robert erlebte, wie viele seiner Leidensgenossen, im sechsten Lebensjahr, kurz nach der Einschulung, einen Symptomwandel zum schlechteren: Er erlitt seinen ersten Anfall von Bronchialasthma.

## 3. Erstickungsnot – Bronchialasthma

Auch das Bronchialasthma gehört zum Formenkreis der sogenannten allergischen (atopischen) Krankheiten, wie die Neurodermitis, der Heuschnupfen (Rhinitis vasomotorica) und die

Nesselsucht (Urticaria). Ein Nebeneinander und Wechseln der verschiedenen Symptombilder sind häufig. Das Asthma ist zweifellos die schwerste, beeinträchtigendste und gefährlichste dieser Erkrankungen. Allergien (bei Robert schon lange bekannt), Bronchialinfekte (diese hatte er immer häufiger in der kalten Zeit, gerade dann, wenn die Haut etwas besser war) und seelische oder familiäre Belastungen – die gab es in Roberts Leben reichlich – wirken zusammen. Jetzt hat sich alles zugespitzt, weil herausgekommen war, daß seine Mutter, nach Vaters jahrelanger Fremdgeherei, selbst jemand anderen kennengelernt hatte. Es war etwas Ernstes. Robert kannte den Mann, denn die Familien waren seit langem befreundet. Jetzt war's geschehen, das große Drama. Nächtelang konnte Robert wegen der andauernden Brüllerei, Heulerei und Türenknallerei nicht schlafen. Nach wenigen Wochen trennten sich die Eltern. Der neue Freund der Mutter wollte auch seine Familie verlassen. Roberts Vater kämpfte um seinen Jungen, wollte ihn nach den Wochenenden nicht mehr zur Mutter lassen. Das Jugendamt und das Familiengericht mußten entscheiden, dem Vater wurde gedroht. Als Robert halb erstickt ins Krankenhaus kam, wurde es ruhiger. Alle gaben sich mehr Mühe, aber die Probleme waren natürlich nicht gelöst.

Vielfach ist das Bronchialasthma als unterdrücktes Weinen beschrieben worden. Überhaupt ist es eine der frühesten auch von Psychoanalytikern untersuchten körperlichen Krankheiten. Paul Federn trug bereits 1913 einen ersten Fall in Sigmund Freuds berühmter Mittwochsgesellschaft vor. Ambivalent seien die Patienten, hin- und hergerissen zwischen ängstlichem Anklammern und trotzig ärgerlicher Selbstbehauptung. Generationen von Ärzten kennen das Dilemma. Welche Haltung auch immer sie einnehmen, es ist die verkehrte. Die Patienten gelten als schwierig. Die Angst zu ersticken ist gräßlich. Die Bronchien und das Zwerchfell verkrampfen sich, die Schleimhäute schwellen an und verkleben mit zähem Schleim. Die Luft kann kaum mehr aus den Lungen gepumpt werden (exspiratorischer Stridor). Eine flache und schnelle Atmung (Hyperventilation) führt weitere quälende Symptome mit sich.

Den Anfall kann vieles auslösen, ja, manchmal genügt bereits der Anblick des Allergens. So erging es der Patientin in McKenzi's 1886 publizierter Fallgeschichte: der Asthmaanfall wurde durch den Anblick einer Rose ausgelöst. Autosuggestion spielt eine wichtige Rolle, kann aber auch helfen. Bereits durch das beruhigende Hinzutreten des Arztes oder, wie bei einem unserer früheren Heidelberger Patienten geschehen, das Überqueren der Neckarbrücke hin zum rettenden Ufer, an dem die Medizinische Universitätsklinik liegt. Die Angst ist hier der wichtigste Affekt. Sie kann überstark oder fast vollständig unterdrückt sein. Beides ist problematisch, zuviel oder zuwenig der rettenden Medizin sind die Folge. Bronchialinfektionen, für die der Patient immer anfälliger wird, spielen eine weitere wichtige Rolle.

Die psychischen Konflikte beim Asthmapatienten sind spezifisch und haben für diesen Patienten besondere Bedeutung, anderes läßt ihn kalt. Dies zeigen zum Beispiel körperliche Kontrollen (Messung des Atemwiderstands), während der Patient einen bestimmten Film sieht. Der Anblick eines Kindes während eines Asthmaanfalls, die Szene der Heimeinweisung eines Kindes, das die Mutter verloren hat, schlagen sofort durch. Schwere Unfallszenen dagegen zeigen kaum Wirkung. Bei gesunden Vergleichspersonen ist dies ganz anders, hier ist das Ausmaß der körperlichen Beteiligung viel breiter gestreut.

Bei Asthmapatienten kommt der Ärger, die Wut auf die Krankheit, auf die schwierigen Eltern noch hinzu, letztlich stört alles und jedes, die Fliege an der Wand reizt. Die Familien sind durch die Krankheit und oft durch zusätzliche Probleme stark belastet. Vielfach charakterisiert diese Familien auch ein Nebeneinander ängstlicher Anklammerung und gereizter, explosiver Stimmung, diese eigentümliche Mischung von Angst und Trauer – wegen befürchteter oder tatsächlicher Verluste und Trennungen – und die Wut, der Selbsthaß und der Haß auf die, die einem das alles eingebrockt haben. Man sieht, die eigene Psyche und die Familie machen auch hier anfällig, erschweren die Bewältigung und schaffen so zusätzliche Krankheitsqualen, aber asthmakrank wird allein davon niemand. Ein vererbtes Risiko, eine allergische Veranlagung und erworbene Schäden, meist chronisch wiederkehrende Bronchialinfekte, bilden den Nährboden für Asthma. Aber der besondere, individuelle Krankheitsprozeß wird unauflösbar und entscheidend von psychischen und familiären Einflüssen bestimmt, und hier gibt es auch in vielen Fällen die einzigen Einwirkungsmöglichkeiten der Hilfe, wenn, wie es leider oft der Fall ist, die medizinischen Möglichkeiten nicht helfen, oder Erleichterung nur noch mit schwersten, nebenwirkungsreichen Medikamentendosen erzielbar ist. Wer als behandelnder Arzt den Patienten und die Familie in ihrer Not, psychischen Verstrickung und Widersprüchlichkeit nicht versteht, wird auch mit seiner medizinischen Behandlung weniger Erfolg haben und irgendwann verzweifelt oder verärgert auf den wieder einmal schwierigen Asthmatiker reagieren, was natürlich ihm und dem auf ihn angewiesenen Kranken kaum weiterhilft.

## 4. Alles versuchen in modernen Zeiten – die Schulmedizin und ihre Alternativen

Die allergischen Krankheiten sind Musterbeispiele multifaktorieller Krankheiten, bei denen Erbbiologisches, Zivilisatorisches, Familie und Seelisches zusammenwirken. So wird es in den meisten Fällen nicht ausreichen, nur eine der genannten Ebenen in der Behandlung, bei der Rückfallprophylaxe und bei der Rehabilitation zu berücksichtigen. Schulmedizin ist wie immer unschlagbar, wenn es gilt, akute Lebensgefahr, etwa im lebensbedrohenden Asthmaanfall oder bei der schwersten und quälendsten Entzündung der Haut, überwinden zu helfen. Schwieriger wird es schon bei der Dauerbehandlung. Die Erkennung des Allergens ist nicht leicht, denn allzu vieles macht inzwischen allergisch. Ganz spezifische Allergene haben nur bei wenigen Fällen eine entscheidende Bedeutung. Die systematische Desensibilisierung hält meist nicht lang, die generelle Vermeidung des Allergens ist schwierig und greift oft zu weit ins Leben ein.

Viele, insbesondere die Hausärzte, setzen deshalb schon immer auf die heilungsfördernde Wirkung einer guten, andauernden, vom Patienten als vertrauenswürdig und hilfreich empfundenen Betreuung. Dazu gehören Zeit für den einzelnen Kontakt und über den gesamten Therapieprozeß hinweg, Geduld und Einfühlungsvermögen, des weiteren die Fragen des Patienten zu hören und angemessen zu beantworten, den Behandlungsplan durchschaubar zu halten, in Schritten vorzugehen, auch durch Versuch und Irrtum zu lernen. Die Lebensumstände vor und während der Krankheit zu kennen, hilft, den Patienten besser zu verstehen. Wer sich verstanden fühlt, hat meist mehr Vertrauen, und wer mehr Vertrauen hat, hat weniger Angst. Wichtig ist für den Arzt auch, die eigenen Reaktionen wahr- und ernstzunehmen. Mitleid, Hilfs- und Umarmungsimpulse können so groß werden, daß der Patient sich jäh und brüsk zurückzieht und einen abgewiesenen, enttäuschten Helfer zurückläßt. Auch gilt es, den Ärger zu spüren und auszuhalten, wenn der Patient nicht sehen, hören und folgen mag: „Ach ja, Sie haben Ihren ganz eigenen Kopf, hören wir mal, was Sie sich überlegt haben“ und dann „Ja, Sie sind doch der Arzt, was soll ich dazu sagen“.

Wir entfernen uns hier also von der High-Tech-Lebensrettungs-Schulmedizin. Vielen ist solch „Sprechende Medizin“ allein zu redselig, unärztlich, peinlich, anderes muß hinzukommen, z.B. die Homöopathie; statt Chemie die Selbstheilungskräfte des Körpers stärken. Eine solche Alternative wird dann fragwürdig, wenn sie gehorsamen Glauben abverlangt, wenn nur Rechtgläubige aufgenommen werden. Dann bleibt der aufgeklärte, mündige Patient außen vor oder noch schlimmer, er wird verdummt, statt emanzipiert – in der Krankheit. Es gibt keinen Grund, daß die Schulmedizin oder die Alternativmedizin das Psychosoziale pachten oder verdammen. Es gibt auch keinen natürlichen Gegensatz zwischen Schulmedizin und naturheilkundlicher Erfahrungsmedizin. Die Gegensätze sind weltanschaulich bedingt. Nicht alle Patienten sind daran interessiert, zu Parteigängern im Schulenstreit der modernen Medizin gemacht zu werden. Viele wollen einen unvoreingenommenen Arzt, und alle wollen einen Arzt, der ihnen in ihrer besonderen Lage hilft, die für sie, für ihre Krankheit und ihre Gesundheit bestmöglichen Entscheidungen und Entwicklungen zu vollziehen.

Reicht dieses für eine umfassende psychosomatische Behandlung der Allergiekranken? Für viele ja, aber nicht für alle. Manche brauchen, neben Schul- und Alternativmedizin, zusätzliche spezialisierte Behandlungsangebote der Psychotherapeutischen Medizin.

## 5. Psychotherapie ist oft hilfreich

Bei keiner der bislang dargestellten Krankheitsgruppen gibt es so plausible psychotherapeutische Wirkungsmodelle und so überzeugende Wirkungsnachweise wie bei der Allergie, und hier insbesondere bei der Neurodermitis und beim Bronchialasthma. Zusätzlich zur schulmedizinischen oder naturheilkundlichen Behandlung eingesetzte psychotherapeutische Methoden zeigen einen therapeutischen Zugewinn durch Symptombesserung, Minderung der Häufigkeit und Schwere der Krankheitsschübe, verbesserte Krankheitsbewältigung (Lebensqualität), was auch zu gewaltigen Kostenersparnissen im Gesundheitssystem führt: kürzere Fehlzeiten, weniger Krankenhausaufenthalte, Kuren, weniger Frührentner und niedrigere Gesamtkosten durch medizinische Behandlungen. Psychotherapie wirkt, aber dieser Satz bleibt so unbefriedigend, wie die Aussage „Medikamente wirken". Wichtig ist zu wissen, welche der über vierhundert Psychotherapieformen bei welchen Patienten in welchem Rahmen und welchem Krankheitsstadium welche Zielsetzung erreichen läßt. Wir sprechen hierbei von Differentialindikationen: Steht die Symptomlinderung im Vordergrund und sucht der Patient selbst Mittel der frühzeitigen Spannungsminderung, möglichst bevor es zum Krankheitsschub kommt, beispielsweise in Zeiten oder Momenten starker innerer Belastung, dann sind Entspannungsverfahren angezeigt; diese wirken autosuggestiv (z.B. Autogenes Training), muskelentspannend (Progressive Muskelrelaxation nach Jacobson) oder symptommodulierend (Biofeedback). Diese Maßnahmen, insbesondere die beiden zuletztgenannten, lassen sich auch gut in jedes medizinische Behandlungsprogramm integrieren und auf ökonomische Weise in Gruppen erlernen, z. B. im Rahmen der hausärztlichen Praxis, der Allergieambulanz oder in der Kurklinik. Richtig erlernt, indiziert und dargeboten, braucht die Vermittlung dieser Techniken in der Regel keinen ausgebildeten Fachpsychotherapeuten, was für den Patienten den Vorteil hat, daß ihm die oft als stigmatisierend erlebte Überweisung erspart bleibt.

Ähnlich, wenn auch schon etwas aufwendiger und eher an den Rahmen einer Spezialpraxis, Ambulanz oder Reha-einrichtung gebunden, sind andere krankheitsabhängige Verhaltens- und Denkmuster verändernde Verfahren, die sogenannten kognitiv-behavioralen oder verhaltenstherapeutischen Methoden. Hierzu gehören im Routinefall die schon oben erwähnte Patientenschulung, das heißt die individuelle Aufklärung über die Krankheit, deren Ursachen und Behandlungsmöglichkeiten. Aufgeklärte und mündige Patienten kooperieren besser, sie werden mit der Krankheit besser fertig und zeigen günstigere Verlaufsergebnisse. Versuche, durch systematische psychologische Desensibilisierung die Wirkung von Allergenen zu dämpfen, sind dagegen weitgehend widersprüchlich und unbefriedigend geblieben. Sie spielen in der Praxis nur ausnahmsweise eine Rolle, z.B. zur Angstreduktion, und gehören in die Hand des verhaltenstherapeutischen Spezialisten.

Häufig wird es darum gehen, die krankheitsverstärkenden seelischen Konflikte aufzudecken und in tiefenpsychologischen Psychotherapien lösungsfördernd zu bearbeiten. Bei Kindern und jugendlichen Patienten spielt, wie wir am Beispiel von Robert G. sahen, die Beteiligung der Familie eine wichtige Rolle. Bei erwachsenen Allergikern sind Paarkonflikte fast immer krankheitsentscheidend. Deshalb wird heute die Einbeziehung des Umfeldes in gemeinsame Paar- oder Familiengespräche empfohlen. Allerdings ist diese Psychotherapieform auch besonders aufwendig, kompliziert und riskant.

Wir können an dieser Stelle nicht ausführlicher auf die verschiedenen psychotherapeutischen Verfahren eingehen, möchten aber mit der ausdrücklichen Empfehlung an alle Beteiligten schließen, gleich, ob sie schul- oder alternativmedizinisch orientiert sind, die Möglichkeiten einer psychotherapeutischen Hilfe bei jeder allergischen Erkrankung in der Behandlungsplanung intensiv mitzubedenken.

# IX. Resümee – Psychosomatische Medizin praktisch gemacht

Zum Abschluß meiner kleinen Darstellung sollen einige praktische Hinweise gegeben werden, die helfen, im Alltag als Patient, als niedergelassener Arzt oder im Krankenhaus psychosomatisch zu denken und zu handeln. Vieles davon ist, über die einzelnen Kapitel verstreut, bereits angeklungen. Es soll hier mit Blick auf den laufenden Umbau unserer medizinischen Welt gewichtet und ausgeführt werden, was auch diejenigen interessieren sollte, die an der gegenwärtigen Umgestaltung verantwortlich beteiligt sind. Eine Entwicklung des Gesundheitssystems, die nicht von biopsychosozialen Erwägungen geleitet wird, bewegt sich auf einer Einbahnstraße geradewegs in eine Sackgasse hinein.

## 1. Wie kann der psychosomatische Anteil einer Krankheit erkannt, verstanden und gewichtet werden?

Jede Diagnostik ist zugleich Therapie und umgekehrt. So fragt sich jeder von Anbeginn, was dran ist an der Psychosomatik. Was bringt sie für mich, für unsere Familie, bei meinen Patienten, in unserem Gesundheitssystem? Auf welche Weise kann ich erfahren, welchen Anteil an diesem oder jenem medizinischen Problem psychosomatische Faktoren haben? Erst danach wird sich entscheiden, ob etwas zu tun ist. Gehen wir der Reihe nach: Psychosomatische Krankheit oder körperliche Krankheit? Eine falsche Alternative. Psychosomatische Krankheiten sind alle körperlichen, mit Organstörungen einhergehende Krankheiten. Nenne irgend jemand irgendeine Krankheit, bei der psychosoziale Einflüsse nicht ihre Entstehung, den Verlauf und die Bewältigung beeinflussen können. Schnupfen? Wer hat sich noch nie vor Streß und Erschöpfung erkältet? Krebs? Die Forschungslage ist überwältigend. Aids – ein Paradebeispiel! Angeborene und vererbte Leiden? Der Erbfaktor bestimmt alles, gerade das macht eine erblich bedingte Krankheit ja so qualvoll für alle Beteiligten, z.B. für die junge schwangere Frau, die sich einem entsprechenden Test unterzieht und erfährt, daß nicht nur ihr künftiges Kind um das 40. Lebensjahr am Veitstanz (Chorea Huntington) sterben wird, sondern daß auch sie selbst kaum älter als 40 werden wird. Nein, die Frage muß anders, sinnvoller gestellt werden: Welchen Einfluß haben psychische, familiäre oder soziale Belastungen an meiner Krankheitsanfälligkeit, an der unserer Familie oder eines bestimmten Patienten sowie am Verlauf einer bereits ausgebrochenen Krankheit, und wie werde ich, wie wird unsere Familie, wird dieser Patient heute und morgen mit dieser Krankheit fertig? Die Antwort ist nicht leicht.

*Es bedarf schwerwiegender und anhaltender Belastungen, um die Krankheitsanfälligkeit zu erhöhen.* Eine der stärksten Belastungen ist die lebensbedrohliche, schwere und chronische körperliche Krankheit. Es sind andererseits anhaltende und stabile Ressourcen notwendig, um die Gesundheit zu stärken (Salutogenese). Eine große Kraftquelle ist eine schnell und glücklich überwundene Krankheit. Deshalb lohnt der Blick in die Vergangenheit. Erkennen wir beim einzelnen und in dessen Umfeld über Jahre hinweg eine große Häufung ganz unterschiedlicher, kompliziert und langwierig verlaufener Krankheiten, so ist die Vermutung begründet, daß hier mehr als Zufall am Werke war und daß der Betroffene, bzw. die ganze Familie, aufs äußerste durch diese Erfahrungen vorbelastet ist und der jetzigen Krankheit geschwächt entgegenblickt. Alle in diesem Buch vorgestellten Fallbeispiele weisen in diese Richtung. Beispiele für salutogene Konstellationen kann hingegen jeder selbst aus seinem eigenen Leben oder seinem Umfeld gewinnen. Aber wohlgemerkt, mehr als eine erste Annäherung erlaubt die Vorgeschichte nicht. Es bedarf weiterer Argumente.

Zweite Annäherung: *Die Lebensumstände zu Krankheitsbeginn bzw. beim Einsetzen eines Krankheitsschubes sind wichtig.* Menschen können einerseits unvorstellbares Elend aushalten, ohne zu erkranken, sie können aber andererseits auch an alltäglichen und unvermeidbaren Anforderungen scheitern. Wir sprechen deshalb von einer *spezifischen, subjektiv bedeutsamen krankheitsauslösenden Situation*, um zu verstehen, wie z.B. bei diesem Menschen in dieser Familie eine krankheitsbegünstigende Entwicklung in Gang kommt. In allen hier berichteten Fallbeispielen wurde die Vorgeschichte benötigt, um zu verstehen, in welchem nicht nur zeitlichen, sondern auch inhaltlichen Zusammenhang die Lebenssituation und der Krankheitsbeginn standen. Wir hörten zum Beispiel von wiederholten Verlusten, Trennungen, Enttäuschungen, die jede unverarbeitete frühere Erfahrung aufleben ließen und zu neuen unverarbeiteten Erfahrungen beitrugen, jederzeit geeignet, schmerzhaft aufzubrechen, wann immer das Verlustthema anklingt. Gleiches gilt für den nur mühsam beherrschten, früh und anhaltend erfahrenen Mangel an vertrauensstiftender Geborgenheit und Fürsorge. Einsamkeit und Isolation, die nur so lange lebbar sind, wie sie nicht zu Bewußtsein gelangen, – eine solche Illusion ist während einer Krankheit schwerer aufrechtzuerhalten als im gesunden Zustand. Die Lebens- und Familiengeschichte wird also nicht als eine Art toter Müllhalde, voll abgelegten Vergangenheitsschrotts, begriffen, der nur zum zweifelhaften archäologischen Vergnügen freigelegt wird, sondern als ein dynamisches, wirkungsvolles System (die Psychoanalyse spricht vom dynamischen Unbewußten), das eines jeden Menschen Erleben und Verhalten nachhaltig bestimmt.

Dritte Annäherung: *Die Affektlage.* Jeder psychosomatische Prozeß wird von unerträglich und bedrohlich erscheinenden Gefühlen, vor allem von Hilf- und Hoffnungslosigkeit bestimmt. Ein stabiles vertrauens- und beziehungsförderndes Selbstbewußtsein, die angemessene Einschätzung der eigenen Möglichkeiten und Grenzen, ist als gesundheits-, heilungs- und bewältigungsförderliche Erfahrung bekannt.

Gefühle der Hilflosigkeit und Hoffnungslosigkeit teilen sich sehr stark mit. Sie sind dem einzelnen, der Familie und denen, die als Behandler mit ihnen zu tun haben, intensiv, schnell und unabweisbar bewußt. Zugleich sind sie die am schwersten erträglichen Gefühle. Ihre Abwehr ist überlebensnotwendig und wirksam. Verleugnung, Verneinung, Verkehrung ins Gegenteil, die ganze Palette archaischer psychologischer Mechanismen wird gebraucht, denn diese liefern sehr schnelle, aber auch nur sehr kurz wirksame Erleichterung, die sehr bald von schwerwiegenden Folgen zunichte gemacht wird. Wir haben in all unseren Fallbeispielen diesen pathogenen Circulus vitiosus beschrieben. Was dabei zu kurz kam, ist der salutogene, der positive Zirkel: Was bedeutet die Krankheit? Stimmt etwas mit meinem Leben nicht? Wie kann ich selbst oder mit Hilfe anderer die Krise förderlich nutzen? – Ich merke es selbst, wir reden miteinander, wir kommen da raus, wir kommen darüber hinweg, das Leben ist wiederum etwas bewußter und wertvoller geworden, ich habe meine Grenzen erfahren, und dies hilft mir, meine Möglichkeiten zu schätzen und zu nutzen. Ich bin wieder gesund, ich weiß, die Krankheit konnte keinen anderen Verlauf nehmen. Mein Leben ist begrenzt wie das aller Menschen, ich muß mein Leben richtig gestalten, bis zum Ende, und das kann ich nur immer mit anderen, mit Blick auf diejenigen, die mir wichtig sind.

Nun werden viele sagen, so allgemein beschrieben sind Pathogenese und Salutogenese, sind die psychosomatischen Zusammenhänge trivial. Welchen Anteil, welches Gewicht haben sie aber an meiner, unserer, des Patienten Krankheit oder Gesundheit? Dies ist die nun wirklich entscheidende Frage, und ihre Beantwortung ergibt sich aus dem vorher Gesagten: Je stärker und andauernder sich in meiner Geschichte und der meiner Familie Krankheiten und vorzeitige Todesfälle belastend ausgewirkt haben, je öfter und je länger meine eigene Entwicklung und die meiner Familie durch Gefühle der Hilflosigkeit, der Hoffnungslosigkeit und durch deren Abwehr bestimmt wurden und wenn die Lebenssituation zu Krankheitsbeginn (was nicht der Zeitpunkt der Krankheitsentdeckung ist) von subjektiv empfundener Hilflosigkeit und Hoffnungslosigkeit bestimmt war, desto wahrscheinlicher ist es, daß psychosomatische Faktoren entscheidenden Anteil an der Erkrankung haben; um so wahrscheinlicher ist, daß für die Gesundung und für eine Überwindung der Krankheitsfolgen diese psychosomatischen Anteile berücksichtigt werden müssen, bzw. daß ein Außer-acht-Lassen der psychosomatischen Faktoren in einer weiteren tragischen Verkettung mit neuen körperlichen, psychischen und familiären Leiden seinen Fortgang nimmt.

## 2. Was tun? Integrative und ganzheitliche psychosomatische Grundversorgung

Folgen wir unserer Darstellung bis hierher, so wird klar, daß es für den einzelnen Kranken und dessen Angehörige nahezu unmöglich ist, den pathogenen Zirkel zu durchschauen und zu durchbrechen oder gar in eine salutogene Entwicklung zu verwandeln. Führen wir uns die in diesem Buch versammelten oder uns anderweitig bekannten, psychosomatisch belasteten Lebensgeschichten vor Augen – wir werden unweigerlich schon als Außenstehende von jener Lähmung ergriffen, die das Leben der Beteiligten in noch schlimmerem Umfang bestimmt. Sicher gibt es Ausnahmen von solch tragischer Zwangsläufigkeit. Eine gute Darstellung einer derartigen psychosomatischen Selbstentwicklung finden wir in Thomas Manns Roman „Der Zauberberg", wo der Protagonist Hans Castorp nach mehrjährigem Ringen als einziger der Klinikinsassen in ein grundlegend verändertes Leben herausfindet. Zugleich zeigt uns gerade dieser Roman die Einbettung in eine familiäre Entwicklung. Und alles spielt sich, sobald die Krankheit organisiert ist, innerhalb eines medizinischen Rahmens ab, wo die behandelnden Ärzte und die Mitpatienten ein Behandlungssystem bilden, das selbst entweder pathogen oder salutogen wirken kann.

Hierin liegt der Schlüssel zur Überwindung psychosomatischer Schäden in unserer Zeit und unserer Kultur. Jeder psychosomatisch Kranke tritt unweigerlich in ein ihn lebenslang begleitendes medizinisch determiniertes Behandlungssystem ein. Dies ist kompliziert und verunklart in der Regel seine ohnehin schon verwickelte und unübersichtliche Lebenssituation zusätzlich. Vom Patienten und seinen Angehörigen Durchblick und die Initiative zum grundlegenden Wandel des ganzen Systems zu erwarten ist müßig. Vielmehr entschließen sich immer mehr Ärzte, selbst die Initiative für eine lösungs- und entwicklungsorientierte Gestaltung des Behandlungssystems zu ergreifen. Viele empfinden das andauernde Abwehren von Hilflosigkeit und Hoffnungslosigkeit als unzumutbar und unerträglich. Selbst wenn Rationalisierungen, Abspaltung von Emotionalität und Reduktion des Denkens und Handelns aufs „rein" Naturwissenschaftliche vom gängigen Medizinsystem nahegelegt und materiell belohnt werden, so ist doch für die daran auf Dauer beteiligten Ärzte ein „Mitspielen" in diesem System sehr schwer, sobald sie die Destruktivität und Schädlichkeit dieses pathogenen Systems erkannt haben. Solch fortgesetztes Mitagieren wird auch dadurch erschwert, daß die Alternative jedem der heutigen Ärzte meist schon zu Beginn des Studiums klar ist. Vor allem in der primären Grundversorgung lassen sich Biologisches und Psychosoziales nur im Zusammenhang, ganzheitlich und integrativ begreifen. Diese Betrachtung erfordert allerdings die Verständigung und das Gespräch, wie wiederum die wieder einmal entdeckte und heftig propagierte „Sprechende Medizin" auch zuhören, verstehen und sich verständlich machen muß.

Inzwischen ist dieser Zugang als Psychosomatische Grundversorgung gestaltet worden, mit Curricula und Gebührenordnungen. Allerdings bewegt sich die Vergütung für diesen Teil ärztlichen Handelns nach wie vor auf dem Niveau eines Anerkennungshonorars. Was gehört zu jener Grundversorgung? Was wir eben gesagt haben: den psychosomatischen Anteil zu erkennen, ihn gemeinsam mit dem Patienten zu verstehen und ihn gegenüber den biomedizinischen Notwendigkeiten zu gewichten. Dazu gehört aber auch der sogenannte basistherapeutische Anteil, eben solche Verständigung zu gestalten. Jedes Gespräch kann eine klärende, entlastende und entwicklungsförderliche Wirkung haben, es kann aber auch das Gegenteil bewirken. Das Gespräch, die Arzt-Patient-Beziehung, ist ein sehr wirkungsvolles Therapeutikum, das in unendlich vielen Behandlungsstudien seinen festen Platz hat und oft der Wirkung eines Medikaments gleichkommt (Placebo ist ein schlechter Begriff dafür).

Für die Selbsthilfe wie für die basistherapeutische Hilfe durch den behandelnden Arzt gelten die gleichen Leitgedanken. Erstens: Akzeptieren dessen, was ist, – die Abwehr ist nötig und sinnvoll, aber sie hat auch Folgen, die es zu erkennen und abzuwägen gilt. Zweitens: Hilflosigkeit und Hoffnungslosigkeit sind Gefühle; die Lebenssituation erscheint nur ausweglos, die Gefahr ist eine vorgestellte, phantasierte. Drittens: Das Ganze hat eine Vorgeschichte, die bis in die heutige Zeit reicht und zum Ausgangspunkt für künftige Entwicklungen werden kann.

Solche Entwicklungen zu realisieren kann leicht den Rahmen des in der Arzt-Patient-Beziehung Möglichen überschreiten. Dennoch werden damit wichtige Ziele erreicht: 1) die Klärung der krankmachenden Bedingungen, 2) die Klärung dessen, was unverändert bleiben soll und kann, wie dessen, was verändert werden will, 3) die Ziele und Mittel einer etwaigen Lebensveränderung sind zu erkennen. Zu den Mitteln können auch weiterführende psychotherapeutische Angebote gehören. Diese in das Behandlungssystem einzuführen und, soweit nötig, hausärztlich zu begleiten ist die dritte Hauptaufgabe – neben Diagnostik und Basistherapie – der integrativen, ganzheitlichen psychosomatischen Grundversorgung.

## 3. Wann und wie sollten geeignete Spezialisten konsultiert werden, und wie kann ihre Beteiligung gelingen? – Integration durch gestaltete Kooperation

Der richtige Zeitpunkt für die Konsultation eines psychotherapeutischen Spezialisten ist in der Psychosomatik dann gekommen, wenn der betroffene Patient, möglichst zusammen mit den Angehörigen und möglichst in Abstimmung mit einem integrativ-psychosomatisch arbeitenden Hausarzt, zu dem Schluß gelangt, daß Symptome und/oder grundlegende Lebensfragen nicht aus seinem eigenen Bemühen und auch nicht mit Unterstützung des Hausarztes allein überwunden werden können. Wenn zugleich der Wunsch oder der Drang besteht, diese Lebensfragen zu lösen, ist der nächste Schritt, einen geeigneten Spezialisten zu finden. Je vielfältiger die Aufgaben und Probleme sind, um so breiter muß dessen Kompetenz sein. Umschriebene Störungen der Gefühle (Ängste) oder Verhaltensweisen (Zwänge) hilft ein Verhaltenstherapeut zu überwinden. Die persönlichkeitsverändernde Nachreifung der Person ermöglicht die Psychoanalyse oder die auf grundlegende Konfliktklärung und Lebensentwicklung gerichteten, aus ihr hervorgegangenen sogenannten psychodynamischen (tiefenpsychologischen) Psychotherapien. Probleme, an denen mehrere Personen beteiligt sind, sollten in Paar- und Familiengesprächen geklärt werden. Wenn zeitgleich und nebeneinander verschiedene der eben genannten Zugänge erforderlich sind, um eine Entwicklung zuverlässig und schnell zu beginnen, wird in der Regel eine stationäre psychosomatische Behandlung am Anfang stehen. Einige neue Psychotherapien, die zum Teil noch im Experimentierstadium sind, bemühen sich besonders, in einer problemlösungs- und entwicklungsorientierten Weise eine Integration verschiedener Zugänge zu ermöglichen.

Bei psychosomatischen Problemen reicht es in der Regel nicht, den Patienten zum psychotherapeutischen Spezialisten zu überweisen. Die beteiligten Behandler müssen vielmehr zusammenarbeiten, und dem Hausarzt kommt wieder die wichtigste Integrationsaufgabe zu, nur daß hier die Integration in Form einer von den Beteiligten bewußt gestalteten Kooperation stattfindet. Dies erfordert Verständigung, Austausch von Informationen, Absprachen und Behandlungsplanung. Solches ist heute aber leider noch weithin unüblich, weshalb so viele psychosomatische Behandlungen noch mißlingen.

## 4. Schulmedizin, Erfahrungsmedizin und Psychosomatik – eine schwierige Familie

Schön und gut, wird mancher denken, selbst wenn, was schon nicht einfach ist, Schulmedizin und Psychosomatik zusammengebracht werden, sei es in der Person des Hausarztes oder durch seine Vermittlung, so suchen doch viele psychosomatisch Kranke ihr Heil auch in der sogenannten Erfahrungsmedizin. Homöopathie, Akupunktur, Phytotherapie werden vom Arzt oder Heilpraktiker erfragt und angeboten. Hier wird auch gesprochen, sind Diagnostik und Therapie eins. Sieht so die Alternative, der dritte Weg, angesichts der Zersplitterung in Schulmedizin und Psychosomatik aus?

Ich glaube, nein. Ich meine, viele der hausmedizinischen Grundlagen sollten, wenn sie schon in der Bevölkerung nicht mehr bekannt sind, von Hausärzten in Erinnerung gebracht werden. Die sprechenden Anteile sind und bleiben Grundlage jeder hausärztlichen psychosomatischen Grundversorgung, und sie gehören auch, wie an vielen Beispielen gezeigt wurde, in alle medizinischen Gebiete hinein. Problematisch erscheinen mir die alternativen naturphilosophischen Weltanschauungen der Erfahrungsmedizin und der aus ihnen abgeleiteten Behandlungsansätze. Wer es aber exotisch mag, soll hier natürlich seine Erfüllung und Hilfe finden. Schwieriger wird es, wenn zwar biologisch-naturwissenschaftlich argumentiert, tatsächlich aber doch eher suggestive oder konfliktlösende Psychotherapie angeboten wird. Dann ist Gegenaufklärung vonnöten und sollte gleich Suggestion (z.B. Hypnose, Autogenes Training) oder Konfliktklärung (z.B. Gesprächstherapie) angeboten werden. Die Erfahrungsmedizin sollte sich nicht abspalten als eine Art Dritte Medizin, sondern als Volks- und Hausmedizin, Pflanzentherapie oder Psychotherapie an der Grundversorgung und an spezialisierten Angeboten beteiligen.

## 5. Die konkrete Utopie einer ausgewogenen Humanen Medizin

Vielen Lesern mag das Bisherige idealistisch und utopisch vorgekommen sein, insbesondere, wenn sie sich die Härte unserer heutigen medizintechnischen Industrie vor Augen halten. Utopisch ist zwar vieles, doch bleibt alles hinlänglich konkret, um nachweisbar auch unter den heutigen Bedingungen vorkommen und möglich sein zu können. Diese konkrete Utopie ist gerichtet auf das Ideal einer am Menschen orientierten Humanen Medizin. „Human“ meint in diesem Zusammenhang keine moralische Kategorie, sondern eine an den biologischen, psychologischen und sozialen Erfordernissen des Menschen unserer Zeit und unserer Kultur ausgerichtete Orientierung.

Eine so verstandene Humane Medizin wird alle Erkenntnisse naturwissenschaftlicher und technischer Medizin heranziehen und die Weiterentwicklung dieses Wissens und ihre Möglichkeiten vorantreiben. Sie wird sich aber ebenso um Ausgewogenheit bemühen: in Lehre und Forschung, im Versorgungsalltag und bei der Verteilung der Gesundheitsressourcen. Hier liegt heute noch vieles im argen, und vieles wäre bereits erreicht, wenn das verfügbare Wissen und Können sowie die gigantischen Finanzmittel auf ausgewogene Weise genutzt würden. Im Einzelfall mag dieses auch schon heute immer wieder gelingen, wenn durch glückliche Fügung tatsächlich – etwa bei der Behandlung eines krebskranken Menschen – je nach Behandlungsphase, Zielsetzung und Rahmen die jeweils bestgeeigneten Zugänge entweder neben- oder nacheinander gewählt und genutzt werden.

Daß eine ausgewogene Humane Medizin nicht nur finanzierbar ist, sondern auch hilft, viel Geld, das für Fehlbehandlung, Chronifizierung und Folgeschäden aufgewandt wird, einzusparen, ist mittlerweile bekannt. Dennoch sind die Verhältnisse noch weit davon entfernt, eine grundlegende, in diesem Sinne Strukturentwicklung unseres Gesundheitssystems zu ermöglichen. Es ist sicher verkürzt, aber nicht ganz abwegig, hier auch grundlegende finanzielle und weltanschauliche Interessen am Werk zu sehen. Letztlich bestimmt auch die Sorge um die eigene Existenz das Denken und Verhalten vieler Ärzte. Die jeweiligen Entscheidungen des einzelnen Behandlers, des einzelnen Patienten und der jeweils betroffenen Familie haben jedenfalls, neben diesen makroökonomischen und makrogesellschaftlichen Einflüssen, eine erhebliche Bedeutung auf der Mikroebene des einzelnen Krankheitsfalles.

Wie es im Einzelfall zur Entscheidung für ein unausgewogenes und zersplittertes Krankheits- und Behandlungskonzept kommt, ist in diesem Buch an einigen Beispielen dargestellt worden und soll hier abschließend noch ein allerletztes Mal wiederholt werden: weil eine unausgewogene, im schulmedizinischen oder alternativmedizinischen Sinne, naturwissenschaftliche Krankheitsbetrachtung gegenüber der ausgewogenen psycho-somatischen Betrachtung den Vorteil hat, Hilflosigkeit und Hoffnungslosigkeit als krankmachende und krankheitsbedingte Gefühle erträglich zu halten oder sogar ganz zu verleugnen. Alles wird dann sekundenlang rosiger, obwohl fast jeder weiß, es hält nur kurz an. Der Ausweg ist bekannt: eine humane Betrachtung zu erproben, also den Menschen mit seinem Körper, seiner Seele und seinen Beziehungen zu erkennen, als Teilnehmer einer Gesellschaft zu akzeptieren, in der biopsychosoziale Wechselwirkungen existenzbestimmend sind. Diese Binsenwahrheit erscheint vielen nicht als hilfreich, sondern als zusätzlich verunsichernd, gewissermaßen als Zweifel an der ärztlichen Kompetenz und als politisch inakzeptabel.

Deshalb eine letzte Prognose: Alles wird weitergehen wie bisher, mit uns Menschen und mit unserer Medizin, aber dennoch wird das Wissen um die Psychosomatik nicht ganz verschwinden. Dafür sind wir Menschen in Hunderttausenden Evolutionsjahren zu gewitzt geworden, als daß wir uns nicht jedes noch so klein erscheinende Hintertürchen offenhielten. Nur, ähnlich wie bei anderen Fragen der Wechselbeziehungen zwischen Menschen und ihrem natürlichen Umfeld, ist auch für die Frage nach einer umfassenden Humanen Medizin nicht auszuschließen, daß solche Verzagtheit, solcher Opportunismus nicht nur Chancen vergibt, sondern bleibenden Schaden stiftet.

# Literatur

Alexander, F. (1950): Psychosomatic medicine. Deutsch: Psychosomatische Medizin. 3. Aufl., De Gruyter, Berlin/New York 1977.

Antonowsky, A. (1987): Unraveling the mystery of health. How people manage stress and stay well. Jossey-Bass, San Francisco.

Balint, M. (1952): The basic fault. Therapeutic aspects of regression. London. Deutsch: Therapeutische Aspekte der Regression. Die Theorie der Grundstörung. Stuttgart 1970.

Booth-Kewley, S., H. S. Friedmann (1987): Psychological predictors of heart disease: a quantitive review. Psychol. Bull 101: 343–362.

Doherty, W. J., M. A. Baird (1983): Family therapy and family medicine. Guilford, New York/London.

Egle, U., S. O. Hoffmann (1993): Der Schmerzkranke. Schattauer, Stuttgart.

Engel, G. L. (1970): Psychological development in Health and Disease. Saunders, Philadelphia. Deutsch: Psychisches Verhalten in Gesundheit und Krankheit. Huber, Bern/Stuttgart/Wien.

Fawzy, F. I., N. W. Fawzy, L. A. Arndt, R. O. Pasnau (1995): Critical Review of Psychosocial Interventions in Cancer Care. Arch Gen Psychiatry 52: 100–113.

Freud, S., J. Breuer (1895): Studien über die Hysterie. Fischer, Frankf./M. 1970.

Grawe, K., R. Donati, F. Bernauer (1994): Psychotherapie im Wandel. Hogrefe, Göttingen.

Greer, S., M. Watson (1985): Towards a psychobiological model of cancer: psychological considerations. Soc. Sci. Med. 20: 773–777.

House, J., K. R. Landis, D. Umberson (1988): Social relationships and health. Science 241: 540–545.

Huygen, F. J. A., A. J. A. Smits (1983): Family therapy, family somatics and family medicine. Family Systems Medicine 1: 23.

Kellner, R. (1963): Family ill health. An investigation in general practice. Tavistock, London.

Kernberg, T. (1984): Schwere Persönlichkeitsstörungen. Theorie, Diagnose, Behandlungsstrategien. Klett-Cotta, Stuttgart.

Kohut, H. (1974): Narzißmus. Eine Theorie der psychoanalytischen Behandlung narzißtischer Persönlichkeitsstörungen. Suhrkamp, Frankf/M.

Ludewig, K. (1994): Systematische Therapie. Klett-Cotta, Stuttgart.

Marty, P., M. de M'Uzan (1978): La pensée opératoire. Rev. franc. Psychanal. 27 (1963): 345–356 (Suppl.). Deutsch in: Psyche 32: 974–984.

McDaniel, S. H., J. Hepworth, W. J. Doherty (1992): Medical Family Therapy. Basic Books, New York.

McDougall, J. (1974): The psychosoma and the psychoanalytic process. Int. Rev. Psychoanal. 1: 437–459.

Meermann, R., W. Vandereycken (1991): Verhaltenstherapeutische Psychosomatik. Schattauer, Stuttgart.

Miltner, W., N. Birbaumer, W. D. Gerber (1986): Verhaltensmedizin. Springer, Berlin/Heidelberg.

Minuchin, S., L. Baker, B. L. Rosman (1978): Psychosomatic families. Anorexia nervosa in context. Harvard Univ. Press, Cambridge/Mass. Deutsch: Psychosomatische Familie. Klett, Stuttgart 1982.

Mitscherlich, A. (1966): Krankheit als Konflikt. Studien zur psychosomatischen Medizin. Suhrkamp, Frankf./M.

Nemiah, J. C., P. E. Sifneos (1970): Affect and fantasy in patients with psychosomatic disorders. In: Hill, O.W. (Hrsg.): Modern Trends in Psychosomatic Medicine. Butterworth, London.

Pawlow, I. (1953): Sämtliche Werke. Akademie Verlag, Berlin.

Payer, L. (1993): Andere Länder, andere Leiden. Campus, Frankf./M.

Rad v., M., S. Zepf (1990): Psychoanalytische Konzepte psychosomatischer Symptom- und Strukturbildung. In: Uexküll v., T., R. Adler, J. M. Herrmann, K. Köhle, O.W. Schonecke, W. Wesiack (Hrsg.): Psychosomatische Medizin, 4. Aufl., Urban & Schwarzenberg, München/Wien/Baltimore.

Richardson, H. B. (1948): Patients have families. Common Wealth Found, New York.

Rolland, J. S. (1994): Families, Illness, Disability. Basic Books, New York.

Rosenman, R. H., R. J. Brandt, R. J. Scholtz, M. Friedman (1976): Multivariate prediction of coronary heart disease during 8,5 year-follow-up in the Western Collaborative Group Study. Amer. J. Cardio 37: 903–910.

Spiegel, D., J. R. Bloom, H. C. Kraemer, E. Gottheil (1989): Effect of psychosocial treatment on survival of patients with metastatic breast cancer. Lancet 10/II: 888–891.

Uexküll v., T., R. Adler, J. M. Herrmann, K. Köhle, O.W. Schonecke, W. Wesiack (1996): Psychosomatische Medizin. 5. Aufl., Urban & Schwarzenberg, München/Wien/Baltimore.

Weakland, J. H. (1977): Family somatics – a neglected edge. Family Process 16: 263.

Weiner, H. (1977): Psychobiology of Human Disease. Elsevier, Amsterdam.

Weizsäcker v., V. (1949): Psychosomatische Medizin. Psyche 3: 331–341.

Wirsching, M. (1988): Krebs im Kontext. Klett-Cotta, Stuttgart.

Wirsching, M., H. Stierlin (1992): Krankheit und Familie. Klett-Cotta, Stuttgart.

## Register

# Gesundheit, Medizin und Medizingeschichte

*Max Daunderer*
Gifte im Alltag
Wo sie vorkommen. Wie sie krank machen.
Wie man sich vor ihnen schützt
1995. 253 Seiten. Broschiert

*Christiane Grefe*
Rühr mich nicht an
Wenn Kinder mit chronischen Hautkrankheiten leben müssen
1991. 111 Seiten. Paperback
(Beck'sche Reihe Band 442)

*Mirko D. Grmek (Hrsg.)*
Die Geschichte des medizinischen Denkens
In Antike und Mittelalter
Übersetzt von Corinna Fiedler, Ingrid Lent, Francisca Loetz
und Michael Quick
Bearbeitung der Anhänge für die deutsche Ausgabe von Susanne Dietrich
1996. 520 Seiten. Leinen

*Heinrich Schipperges*
Die Kranken im Mittelalter
3., ergänzte Auflage. 1993. 252 Seiten mit 22 Abbildungen. Gebunden

*Ivan Illich*
Die Nemesis der Medizin
Die Kritik der Medikalisierung des Lebens
Aus dem Englischen von Thomas Lindquist und Johannes Schwab
4., überarbeitete und ergänzte Auflage. 1995. 319 Seiten. Paperback
(Beck'sche Reihe Band 1104)

*Dietrich von Engelhardt/Fritz Hartmann (Hrsg.)*
Klassiker der Medizin
Broschierte Sonderausgabe
1995. 928 Seiten mit 57 Abbildungen.

Verlag C.H. Beck München